胸部X線写真
ベスト・テクニック

肺を立体でみる

齋田 幸久　聖路加国際病院放射線科部長

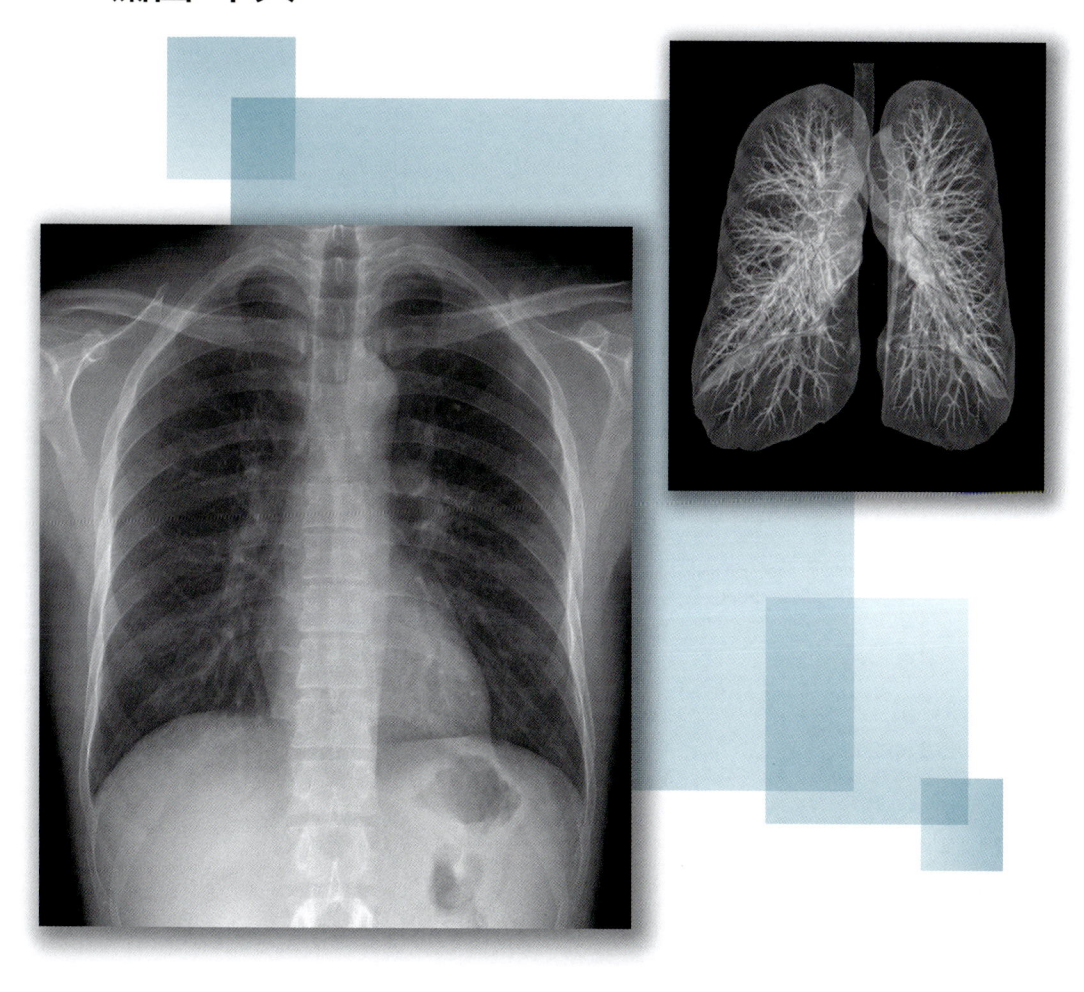

医学書院

胸部X線写真ベスト・テクニック──肺を立体でみる	
発　行	2013年11月1日　第1版第1刷Ⓒ
著　者	齋田幸久 さいだゆきひさ
発行者	株式会社　医学書院 代表取締役　金原　優 〒113-8719　東京都文京区本郷1-28-23 電話　03-3817-5600（社内案内）
組　版	リーブル プランニング
印刷・製本	三美印刷

本書の複製権・翻訳権・上映権・譲渡権・公衆送信権（送信可能化権を含む）は（株）医学書院が保有します．

ISBN978-4-260-01768-8

本書を無断で複製する行為（複写，スキャン，デジタルデータ化など）は，「私的使用のための複製」など著作権法上の限られた例外を除き禁じられています．大学，病院，診療所，企業などにおいて，業務上使用する目的（診療，研究活動を含む）で上記の行為を行うことは，その使用範囲が内部的であっても，私的使用には該当せず，違法です．また私的使用に該当する場合であっても，代行業者等の第三者に依頼して上記の行為を行うことは違法となります．

|JCOPY| 〈㈳出版者著作権管理機構　委託出版物〉
本書の無断複写は著作権法上での例外を除き禁じられています．複写される場合は，そのつど事前に，㈳出版者著作権管理機構（電話03-3513-6969，FAX 03-3513-6979，info@jcopy.or.jp）の許諾を得てください．

本書の目指すところ

　胸部単純X線診断は手ごわい．呼吸器や画像診断の専門家でさえ，胸部単純X線写真の読影は難しい．初学者の多くは，どうやって勉強すればよいのか途方に暮れる．

　ページの下に提示したX線写真を見たときに，肺という臓器が目の前に浮かんで，まるで手でつかめるような感覚を得ることができれば，恐れることはない．

　この感覚こそが胸部の立体感覚であり，まさに胸部単純X線診断の極意である．

　1枚の胸部X線写真で奥行きが見えること，あるいは，それが実感できることが本書の到達目標であり，本書は，胸部X線写真という平面像を立体で見るためのガイドブックである．

　目の前にあるX線写真を少し左右に振るようにしたときに，もし立体的に見えるような気がすれば，しめたものである．

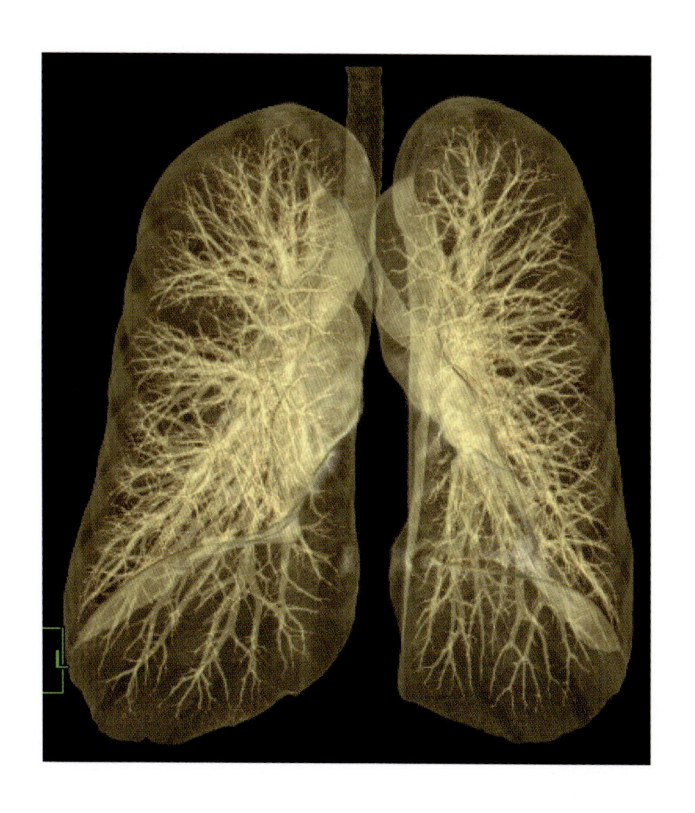

目 次

I 肺の輪郭をみる ─肺の拡がりと大きさの診断　　1

- **1** 肺の左右の大きさ　　2
- **2** 輪郭が肺を語る！　　6
  - 1）肺の上縁　　6
  - 2）肺の外側辺縁　　11
  - 3）肺の外側下縁から肺底部を探る　　13
  - 4）肺底部の辺縁は深い　　15
  - 5）肺下部の内側辺縁の評価　　16
  - 6）肺上部の内側辺縁　　18
  - 7）肺の輪郭が完成する　　21

II 肺外と肺内を見分ける！ ─肺外病変の診断　　23

- **1** 肺の外と肺の中　　24
- **2** 食道とその病変　　27
- **3** 縦隔気腫　　30
- **4** 気胸　　31
- **5** 胸水　　34

III 肺を診断するための基礎を固める ─肺内病変の捉え方，葉間，気管支，肺血管　　37

- **1** 単純X線診断のための表現　　38
  - 1）肺野　　38
  - 2）肺尖部，肺底部　　38
  - 3）肺門周囲　　38
  - 4）透亮像　　39
  - 5）肺胞性陰影，間質性陰影　　39
  - 6）融合，融合像　　40
  - 7）濃縮陰影，濃縮像　　40
  - 8）含気と容積　　40

2 奨められない表現 …………………………………… 41
　　1）肺野濃度の上昇 ……………………………… 41
　　2）肺紋理が汚い ………………………………… 41
　　3）第1弓，第2弓 ……………………………… 42
　　4）肺門部は大丈夫？ …………………………… 42
3 シルエットサインの重要性 ………………………… 43
　　1）肺内病変を診断するためのシルエットサイン ………………… 43
　　2）シルエットサインの適応 …………………… 44
4 肺葉と葉間裂の知識 ………………………………… 45
5 肺血管の知識 ………………………………………… 47
　　1）肺動脈の解剖 ………………………………… 47
　　2）肺静脈の解剖 ………………………………… 47
　　3）走行でわかる肺血管の区域 ………………… 48
6 肺内の基本要素としての気管支の知識 …………… 49
　　1）まずは各肺葉の気管支の走行を認識する … 49
　　2）肺葉と肺区域の解剖 ………………………… 49
　　3）ブロンコ体操 ………………………………… 50

IV　肺炎による局在診断の演習　53

　症例1　38歳，女性／55　　症例2　19歳，男性／57
　症例3　10歳，男性／59　　症例4　40歳，男性／61
　症例5　28歳，女性／63　　症例6　69歳，男性／65
　症例7　7歳，男性／67　　 症例8　42歳，女性／69
　症例9　50歳，男性／71　　症例10　35歳，男性／73

V　肺の容積増減を重視した診断演習　75

　症例1　息切れ　64歳，男性／77
　症例2　喘息　30歳，女性／79
　症例3　呼吸困難　85歳，男性／81
　症例4　結核の既往あり　78歳，女性／83
　症例5　咳嗽　60歳，女性／85
　症例6　微熱　80歳，女性／87
　症例7　咳，痰　80歳，女性／89
　症例8　咳，痰　56歳，女性／91
　症例9　無症状　25歳，女性／93
　症例10　肺癌の疑い　59歳，男性／95

VI　気管支疾患の診断演習　97

- **症例1** 喘息様発作　30歳, 男性／99
- **症例2** 慢性咳嗽　38歳, 男性／101
- **症例3** 無症状　89歳, 女性／103
- **症例4** 咳, 発熱　62歳, 女性／105
- **症例5** 呼吸困難　73歳, 女性／107
- **症例6** 肺の囊胞性変化　71歳, 男性／109
- **症例7** 咳嗽, 呼吸困難　45歳, 男性／111
- **症例8** 息切れと動悸　93歳, 女性／113
- **症例9** 肺炎を起こしやすい　60歳, 女性／115
- **症例10** 検診で異常を指摘された　46歳, 女性／117

VII　心血管と肺循環の診断演習　119

- **症例1** 労作時呼吸困難, 発汗　43歳, 男性／121
- **症例2** 胸痛発作　83歳, 男性／123
- **症例3** 著明な下腿浮腫および悪心　94歳, 女性／125
- **症例4** 呼吸困難　70歳, 男性／127
- **症例5** 息切れ　76歳, 女性／129
- **症例6** 息切れ　61歳, 女性／131
- **症例7** 労作時呼吸困難　77歳, 女性／133
- **症例8** 高血圧　65歳, 男性／135
- **症例9** 心雑音　79歳, 女性／137
- **症例10** 高血圧, 心房細動　72歳, 男性／139

あとがき……………………………………………………………………141
索引…………………………………………………………………………143

I

肺の輪郭をみる
―肺の拡がりと大きさの診断―

まず，肺をイメージしてみよう．読者諸氏がおよそ肺を頭の中でイメージした場合，大概，右のようなイラストができるであろう．左右の肺が別々で1本の気管につながって，しかも肺が丸みを帯びている．

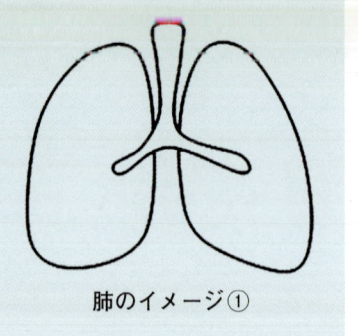

肺のイメージ①

胸部単純X線写真には多くの臓器が投影されるが，まず，肺が見えなければ胸部の診断は始まらない．肺の拡がりと大きさの話から始めてみよう．

1 肺の左右の大きさ

まず，胸部単純X線写真の正面像（図1a）で，左右の肺の大きさを比べてみるとしよう．

通常，心臓はやや左に位置するので，左肺はそのぶん小さい．右肺の大きさを仮に10とした場合，左肺の大きさはどれくらいの大きさだろうか？ 左は8〜9くらいだろうか．

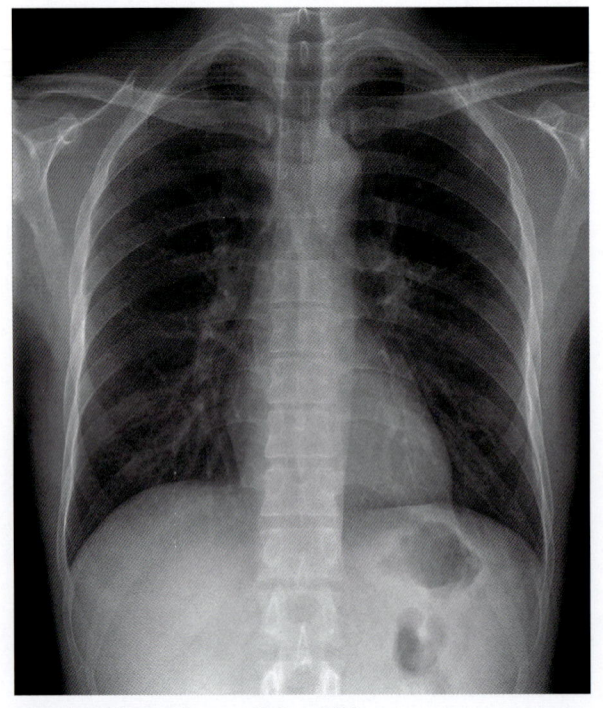

図1a　胸部正面像．30歳代，男性

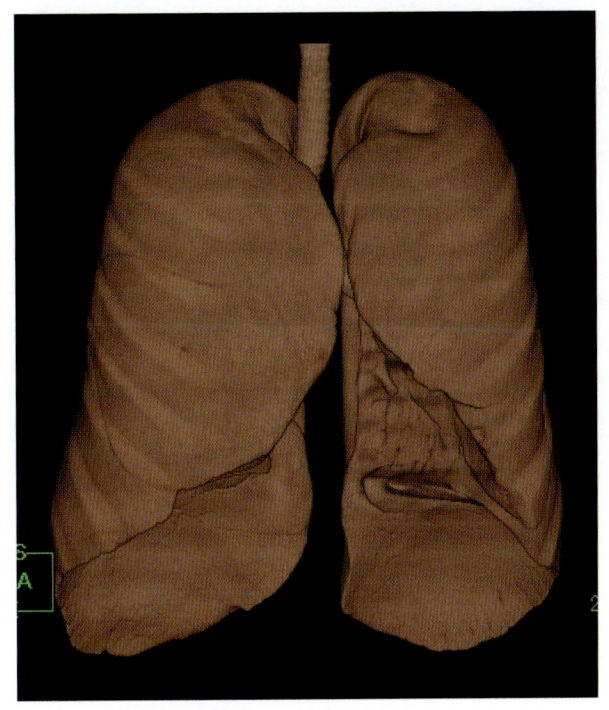

図1b　肺の3D画像（図1aと同一症例）

　図1bの立体図が実際のコンピュータ上での計算画像である．コンピュータ上で肺の大きさを計算すると，右肺は2,857 mL，左肺は2,437 mLで，合計5,294 mLとなる．およそ，2,800 mLと2,400 mL＝7：6である．つまり，左肺は右肺に比べるとその約85％であることがわかる．右10に対して左約8.5である．
　深呼気で肺が思い切り縮んだとして，残った容量をそれぞれ800 mLと仮定すると，有効肺換気量（肺活量）は右2,000 mL，左1,600 mLで計3,600 mLになる．その場合，機能的な左右の肺容積の比は5：4ということになる．これが標準である．
　では，次の画像はどうであろうか．

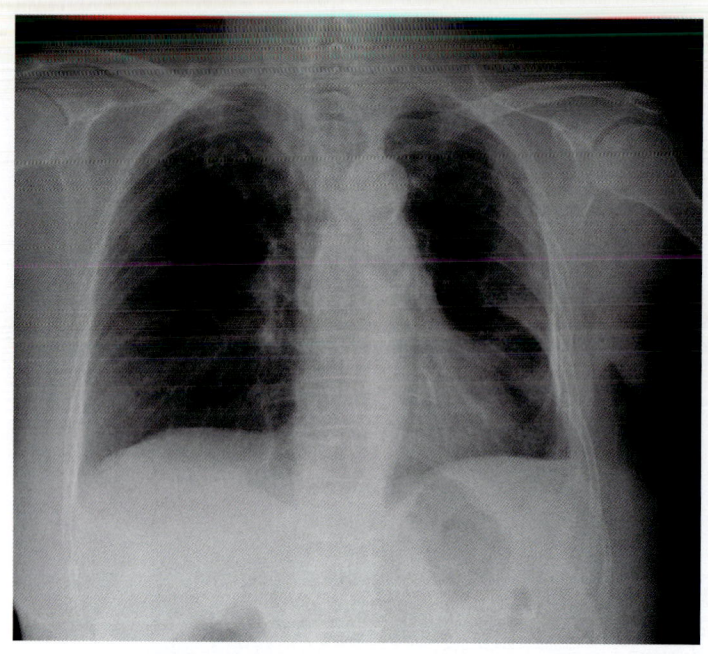

図2a　胸部正面像. 70歳代, 女性

　図2aの胸部X線写真では, 両上肺野には石灰化巣の散布があり, 左の外側には胸膜の石灰化も見られている. 左肺は少し小さく見える. 左右の肺の大きさの比は, 右を10として左はいくつくらいと推定できるだろうか？ 6～8くらいだろうか.
　これを, 実際に3D表示した画像が図2bである. この画像を見て左右の肺の大きさを比べると, 左は半分くらいしかない. 実際にコンピュータ上で計測すると, 右は2,110 mL, 左は970 mLで, 計測上は2：1よりもっと左が小さい. 肺は縮んだときに空気が全部なくなるわけではなく, 息を全部吐いたときに残った肺の容積を700～800 mLとすると, 換気に有効な空気の量＝有効換気量は, 右は1,300～1,400 mL, 左は200～300 mLとなる. 機能的に, 左はおよそ右の1/4～1/5程度ということがわかる.

> **Key note** 肺の容積増減に与える因子
>
> ①撮影時の吸気状態：最も影響する因子である. 吸気不足では両側の横隔膜は高くなる.
> ②体型や性別：痩せ型男性の肺は縦に長く, 肥満で横隔膜は高く, 縦隔の脂肪も厚くなる. 高齢女性は背中が曲がって亀背になり, 横隔膜は高く, 胸郭の前後径が拡大する.
> ③肺疾患：肺結核などで肺の瘢痕収縮が起こる. 間質性肺炎でも肺の弾力が失われて肺の容積は減少する. 反対に肺気腫では, 空気がうまく呼出されないために肺は膨らむ.
> ④肺の押され：肺の外に大きなものがあると, 肺は押されて容積が減少する. 腫瘍のこともあるが, 最も多いのは胸水である. 腹水も多量になると横隔膜を介して肺を押し上げる.

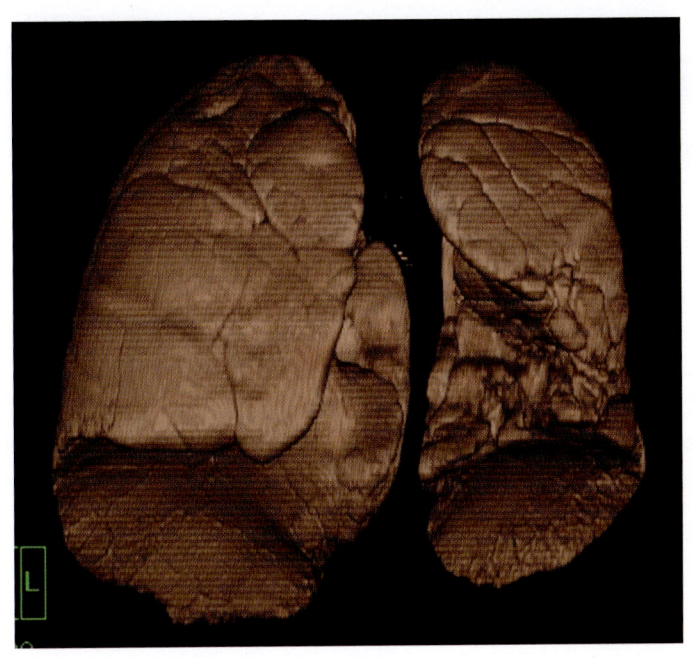

図2b　肺の3D画像(図2aと同一症例)

　つまり，振り返ると，図2aに示した最初の1枚の胸部X線写真を見たときに，すでに，左肺の大きさは右の半分で，その機能はさらにその半分の1/4以下であることに気づかなければならなかったのである．このように，肺の容積評価を心がけるだけで，重大な所見に気づくことができる．肺全体の容積評価は極めて重要であり，そのためには，肺の輪郭を丁寧に追跡することが肺機能の点からみても重要であることがわかっていただけると思う．

2 輪郭が肺を語る！

前項で，胸部単純 X 線写真上での肺の大きさ評価が重要であることを示した．そのためには肺の大きさを把握する必要があり，肺の輪郭がどこまでかを正確に把握することが必要ということになる．ここでは，まず肺の輪郭を丁寧に追跡してみよう．

1）肺の上縁

肺尖部の肺がどこまであるかを認識することは重要である．そのためには，第1・第2肋骨の走行を前後方向にしっかりと確認し，その内側にあるべき肺を想定することになる（図3）．本来，肺は容器である肋骨胸郭の中にすっぽりと納まらなければならない．

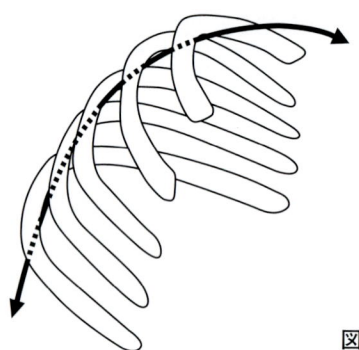

図3 肺は肋骨の内側辺縁まで拡がっている

ところが，肋骨には必ず肋間筋が付着し，肋骨内面には多少なりとも脂肪組織が張りついている．このために肋骨は随伴陰影（combination shadow）と呼ばれる軟部構造を伴い，肺尖部では角度などによって強調される（図4）．両側対称性の平滑な辺縁の弧状の構造がその特徴となる．

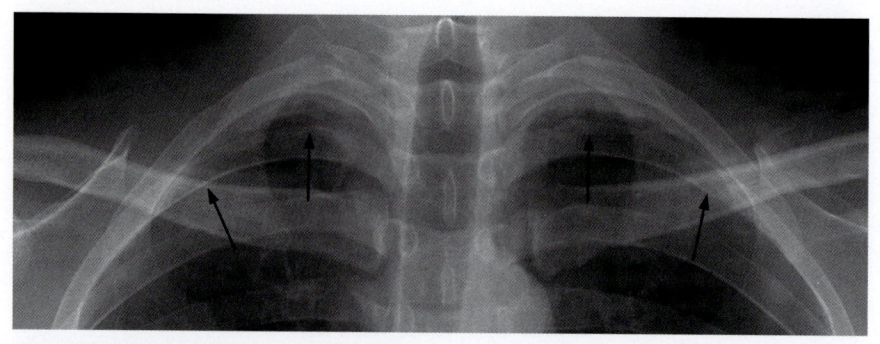

図4 肺尖部の拡大像（図1と同一症例）
肋間筋や肋骨内側にある脂肪組織などで構成される随伴陰影（combination shadow）と呼ばれる軟部構造がある．これらは肋骨にほぼ平行で，その内側あるいは肺尖部では下縁に存在し，左右対称の平滑な輪郭をもつ薄い弧状の構造として認められる（矢印）．

肺尖部の肺の輪郭を追求すると，しばしば肺尖部の胸膜が不規則に厚くなっていることに気づく．これは第1肋骨の内側のエッジが鋭いために，そこで肺が擦れて生じるとされている．肺尖部に左右対称ではあるが，やや輪郭の不整な胸膜肥厚が特徴である．apical pleural cap と呼ばれ，その程度は人によってさまざまである（図5）．

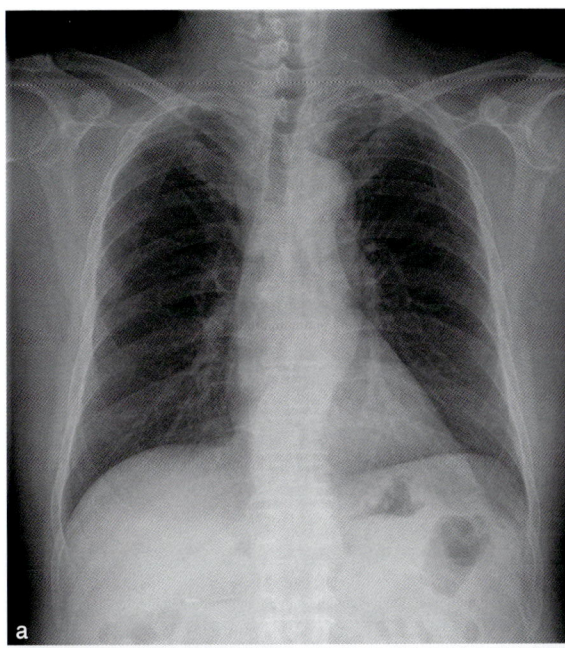

図5　胸膜肥厚
　　　（apical pleural cap）．
　　　75歳，男性
a：胸部正面像
b：拡大像
両側肺尖部でその先端がデコボコの輪郭を呈して厚くなっている（矢印）．随伴陰影と比べると不整な境界が目立つ所見であり，10 mm 程度に厚くなっている部分もある．

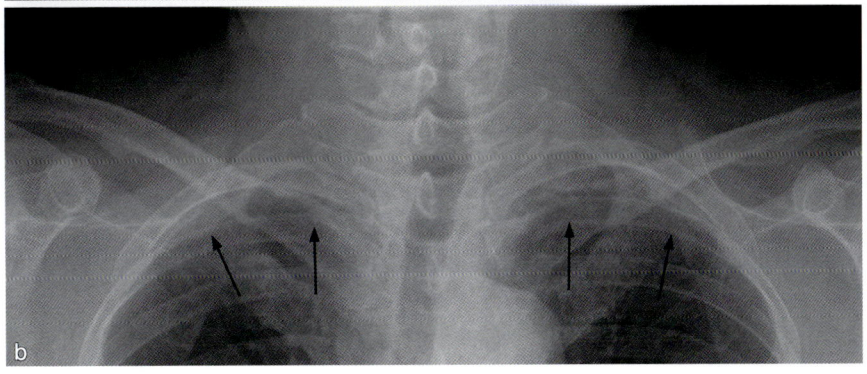

> **Key note** 肺は外から観察する！
>
> あらゆる物体や構造を理解するに，すぐ内側に入らずに，外から十分に観察することが重要である．胸部X線写真もいきなり肺の中に入らないのが原則である．肺の観察は，容器である胸郭の内側に隙間なく肺が納まっているかを確認することから始まる．

呼吸運動に応じて肺は膨らむ．肺尖部では吸気の際に肺が膨張して肋間に突出する（図6）．このときに第1肋骨にぶつかって擦れれば，1日に約2万回〔15回（1分間の呼吸数）×60（分）×24（時間）＝21,600回〕の機械的刺激を受けていることになる．年に換算すると，1年で700万回を超える刺激回数である．痩せ型の若い男性に肺尖部の胸膜肥厚が生じ，小さなブラを生じて，自然気胸を起こすのも無理はないと思われる．

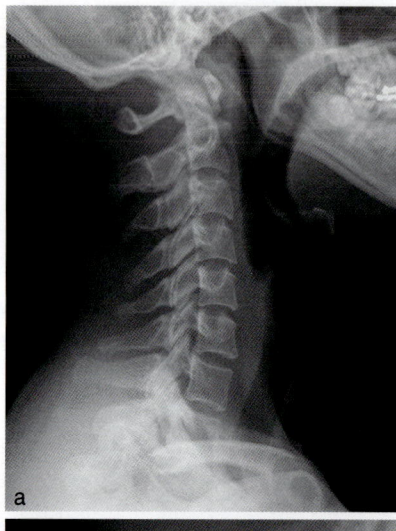

図6 頸椎2方向．21歳，女性
a：頸椎側面像
b：拡大像
通常の頸椎側面像である（a）．拡大してみると，肺は側面で第1肋骨より明らかに上方に突出して見える（b矢印）．これほどに肺の組織は深吸気で外にまで突出している．

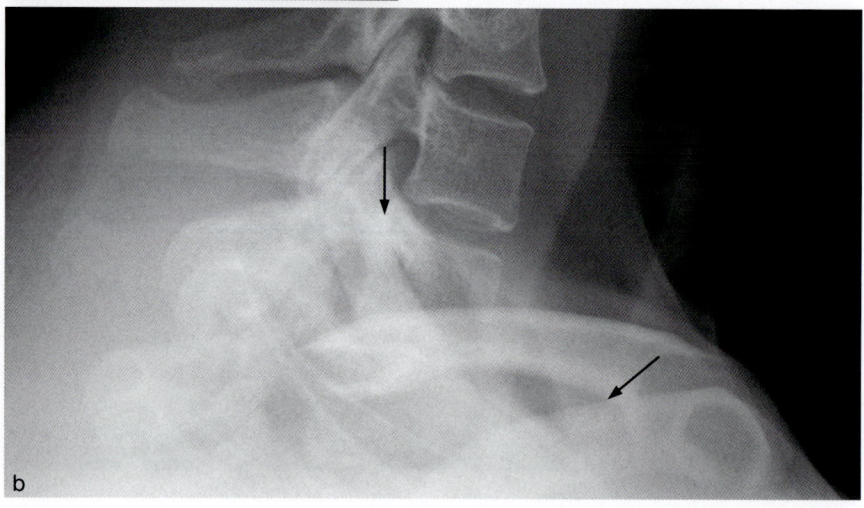

> **Key note** 肋骨は前で数えるのが原則
>
> 　肋骨の背側は水平方向に走り，前では斜めに走行するので，背側が目にとまりやすい．肺尖部では，肋骨は混み合ってわかりにくい．前側の肋骨は互いの距離が広いので，まず前で数えて，後ろ側に追いかけるほうが間違いが少ない．なお，胸椎の横突起は水平やや上向き，頸椎の横突起は水平やや下向きが原則である．

肺尖部には胸膜肥厚の他に腫瘍が生じることもある（**図7, 8**）．

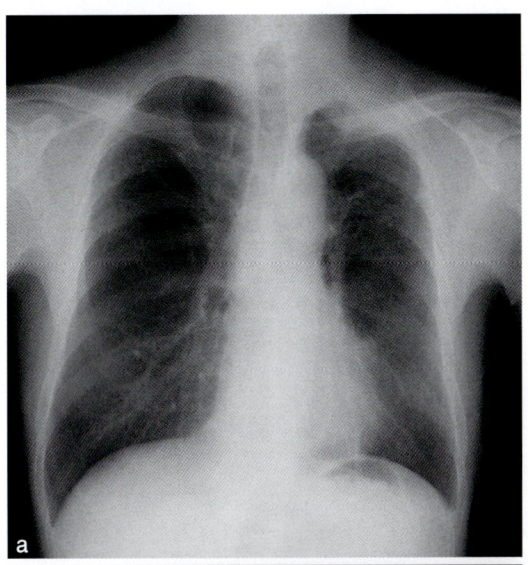

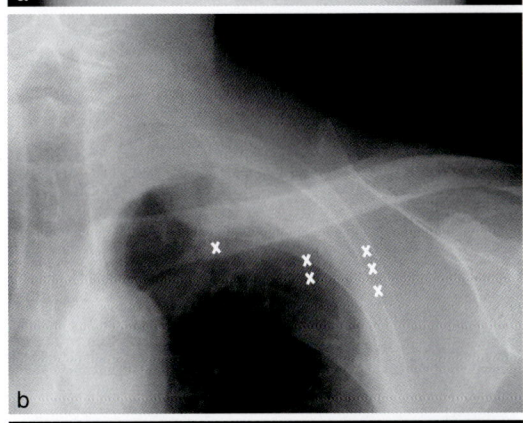

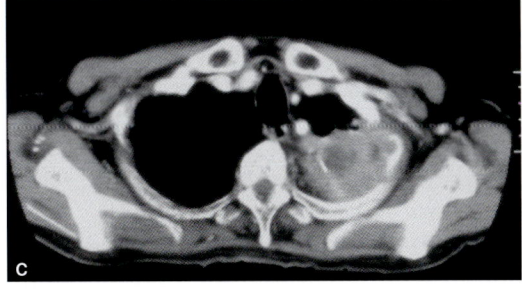

図7　Pancoast 腫瘍．75 歳，男性
a：胸部正面像
b：拡大像
c：CT
肺のほうから見ると肺の外側にある腫瘍がよく見えないことを象徴する例である．左の肺の上部の容積が小さいことは遠目でもわかる（**a**）．この左肺尖部，かつ肋骨の下縁との距離に注目すると，肋骨と肺の空気の間に 2～3 cm の厚さで軟部組織が存在していることが容易に理解できる．肋骨を順に追いかけると，前側で，X：第 1 肋骨，XX：第 2 肋骨，XXX：第 3 肋骨となる．これらをそれぞれ背側方向に連続性を追うと，第 2 肋骨の背側部が完全に溶けてしまっていることがわかる（**b**）．肺尖部で胸壁に浸潤する腫瘍が CT で容易に観察される（**c**）．

> **Key note**　骨が消えれば名人
>
> 　肺尖部から肋骨を消すのは名人の技である．胸部 X 線写真を読める人は，骨の最も重なった部分，つまり肺尖部がよく見える．重なっている肋骨や鎖骨をよく見ているからである．頭の中でこれらの骨を消し去って，肺を抜き出して評価できれば名人ということになる．ただし，最近はエネルギーサブトラクションという方法で骨を消し去るソフトウェアが開発されている．

2．輪郭が肺を語る！

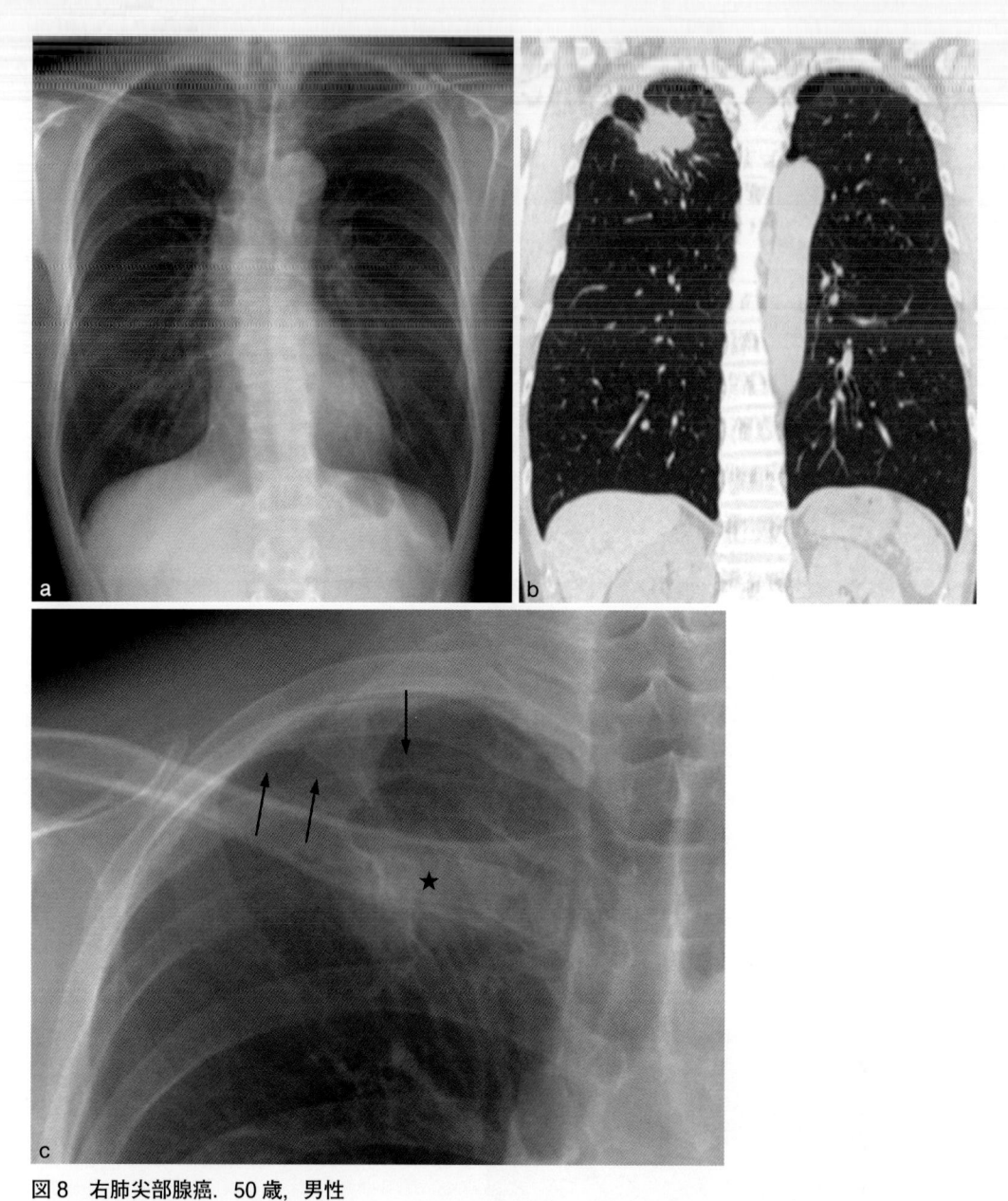

図8 右肺尖部腺癌. 50歳, 男性
a:胸部正面像　b:CT　c:拡大像
右肺尖部で鎖骨内側に重なって25 mm大の腫瘤性病変がある(a). この病変はCTでは歴然としている(b)が, X線写真では見落とされる可能性がある. 気をつければ, 左右の肺尖部の濃度差のほか, 鎖骨(c★)に重なった腫瘤そのものと肺尖部からの扇状の淡い胸膜陥入像(c矢印)を確認できる.

2) 肺の外側辺縁

　肺尖部と同様に，肋骨の内側辺縁を追跡することも肺の拡がりを知るのに重要である．**図9**にあるように，肺は肋骨の走行に沿ってその圧痕が見えるくらいにいっぱいに膨らんでいる．肺と肋骨の距離が開いたときには，その間隙には何かが存在する．

　肋骨骨折(**図10**)や骨転移のような骨に変化がある場合のほか，胸壁内の腫瘍(**図11**)，限局して胸膜腔に水が溜まっている場合や，胸膜が厚く肥厚していることが多い(**図12**)．

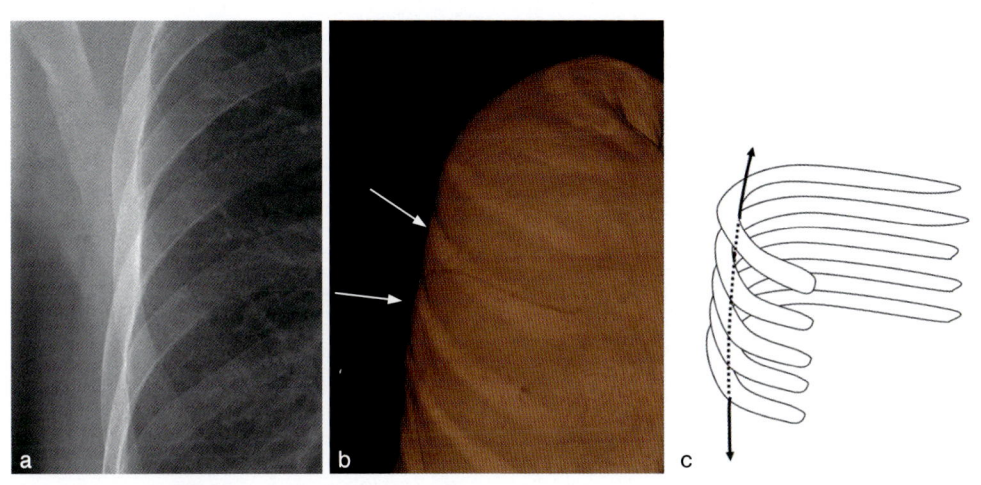

図9　肋骨の内側縁をたどって肺の輪郭を知る
a：拡大像　b：3D画像　c：シェーマ
肺は肋骨の内側に密着している．3D画像で見ると実は肋間では肋骨内側よりわずかに外に張り出している．いわゆる圧痕を形成する(b矢印)．

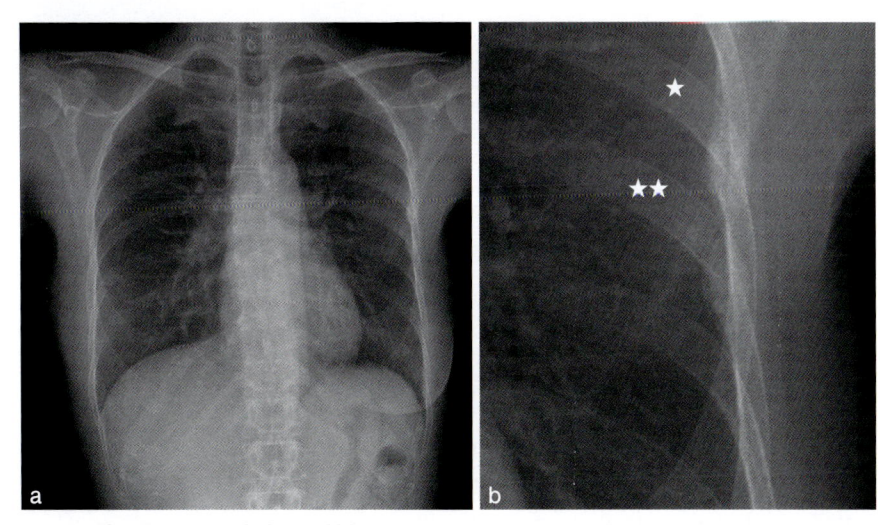

図10　肋骨骨折．50歳代，女性
a：胸部正面像　b：拡大像
左6番目(☆)と7番目(☆☆)の肋骨外側に骨折があり化骨形成がある．その部で肺が押されて凹んでいる．

2. 輪郭が肺を語る！

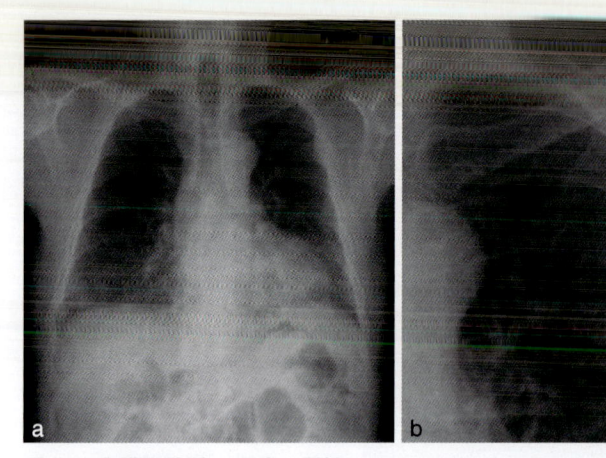

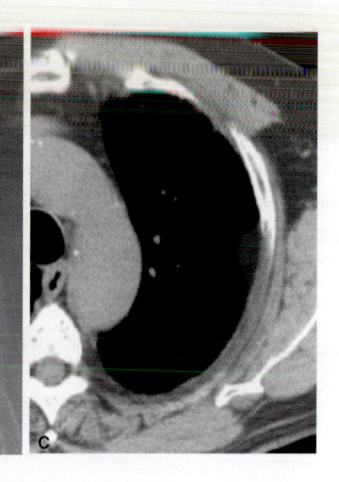

図11 胸膜脂肪腫．75歳，男性
a：胸部正面像　b：拡大像　c：CT
間質性肺炎で経過観察中（a）．左第4肋骨の内側縁に沿って半球状の胸腔内への飛び出しが見つかる（b）．表面は平滑で扁平（b）．CTで腫瘍内部は均一な脂肪組織である（c）．

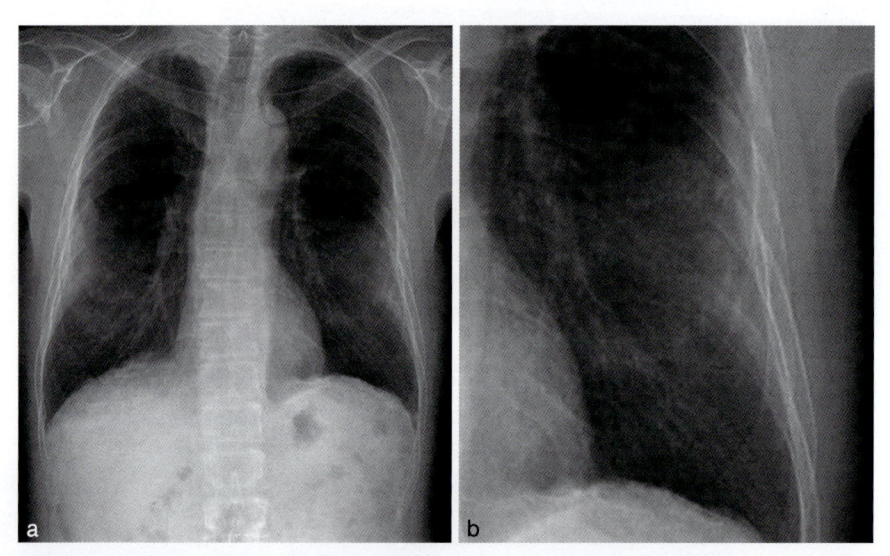

図12 アスベストーシス．60歳代，男性
a：胸部正面像　b：拡大像
胸膜の肥厚と石灰化が肺尖部，横隔膜，外側胸壁に沿って両側に広範囲に見られている．主に壁側の胸膜肥厚が主体とされている．

> **Key note　胸部単純X線検査は，空気を用いた造影検査**
>
> 　CTではX線の吸収の微妙な違いによって身体の中を観察できる．CTによる吸収値は，水は0 HU，空気は-1,000 HU以下，脂肪は-10～-100 HU，軟部組織は+30～+50 HU，骨石灰化は+150～+400 HU程度である．胸部単純X線で見える濃度はもっとラフで，空気と水と骨の識別以外は難しい．脂肪も時に難しい．骨を除外すれば，胸部X線写真はほぼ空気と水の画像と考えてよい．つまり，空気を陰性造影剤とした造影検査であると言えよう．

3) 肺の外側下縁から肺底部を探る

肺の外側下縁は costophrenic angle で鋭角三角形をなすことは有名だが，これはあくまで肺の下外側の辺縁の形を表現したものにすぎない（図 13 a, b）．直接水の存在を示す所見ではない．

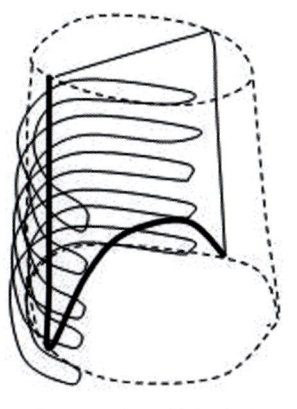

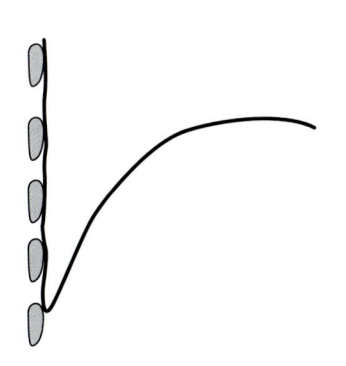

図 13 a 肺の外側辺縁と横隔膜面

図 13 b costophrenic angle

さて，冒頭（p2）で肺のおおよそのイメージをイラストで示したが，ここまでの解説から改めて肺をイメージすると，このようになる．

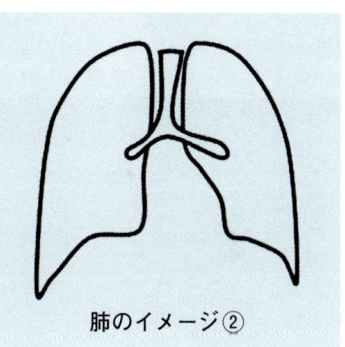

肺のイメージ②

横隔膜面にある胸水の診断は容易ではないが，胸壁側にある胸水は少量でも肋骨内縁と肺の距離が開いてくることで容易に指摘できる（図 14）．

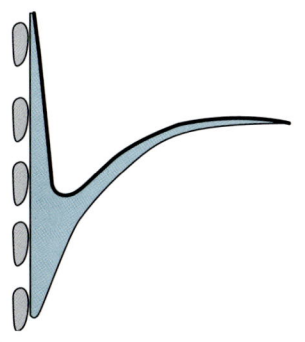

図 14 肺底部の胸水

costophrenic angle が dull にこだわっていると，少量の胸水の存在を見落とすことになる（図15）．肺の外側下縁の形は保たれたままでも胸水が溜まるからであり，多くの場合は多量の胸水が貯留して肺の膨らみが制限された結果として costophrenic angle が dull になる（図16）．

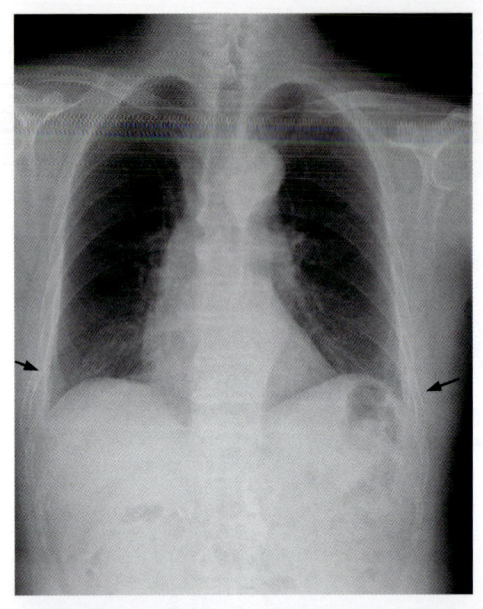

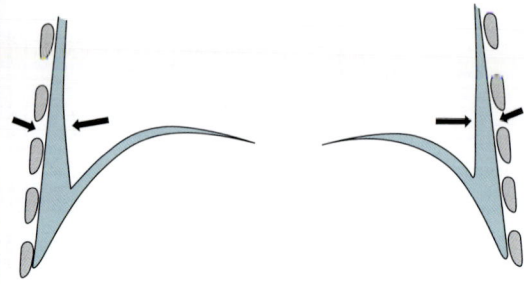

図15 左右に少量の胸水．70歳代，男性
胸水貯留により下部肋骨の内側と肺の距離が開いている（矢印）．

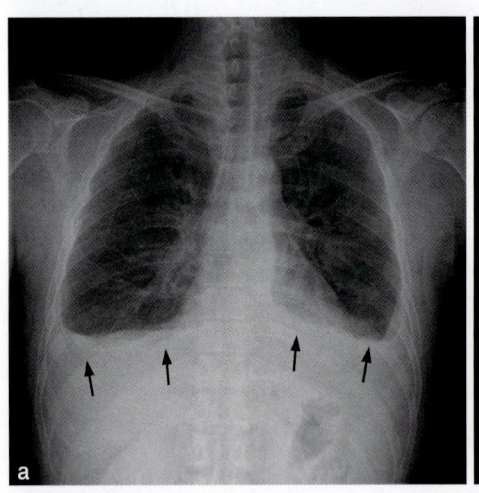

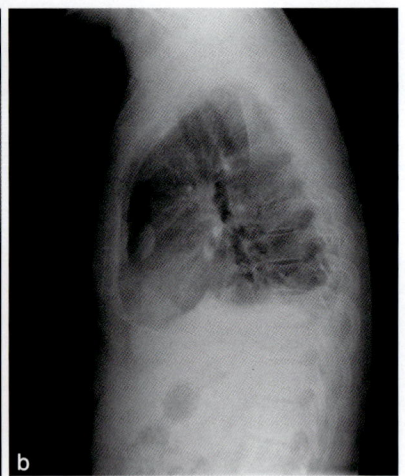

図16 多量の胸水．37歳，男性
a：正面像　b：側面像
肺の輪郭は鈍化している．多量の胸水により押されているからである．肺底部背側下縁も上昇している（a 矢印）．横隔膜面も上昇している（b）．

> **Key note** CP angle が dull とは，肺の隅が丸いこと
>
> "costophrenic angle が鈍なのは胸水"と思われているが，実は
> "costophrenic angle が鈍の場合に胸水が存在することが多い"というのが正しい．

4）肺底部の辺縁は深い

横隔膜の下には肝臓があるために，右は左よりも1〜1.5cm高い．また，肺底部は横隔膜の形態に相応してドーム状である．内側中央が高く，辺縁部，特に背側が低い（図17a, b）．

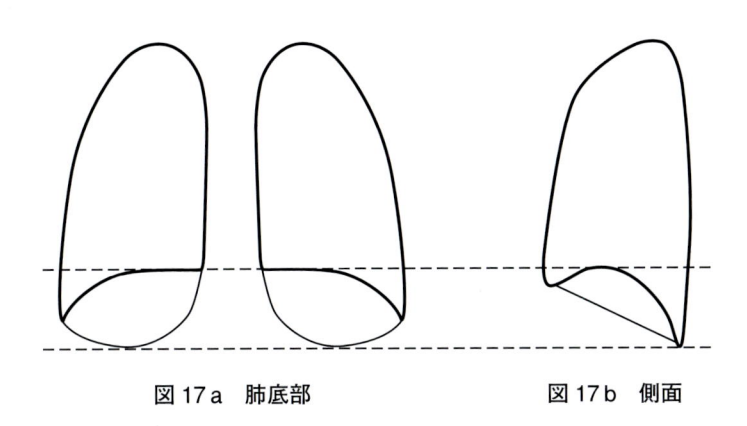

図17a　肺底部　　図17b　側面

肺の横隔膜面の弧の高さは，およそ，肋骨の腹側で数えて第5肋骨付近，後ろで数えて第10肋間付近である．横から見ると横隔膜の頂点は前から1/4〜1/5の地点にある．また，肺に過膨張があると，内側弓状靱帯，外側弓状靱帯などの横隔膜筋束の走行の構造が幾重にもなって反映される．

横隔膜の頂上部分の内側は，正面の画像でぼやけることが多い．肺間膜の付着部とされる（図18a）．実際には複数のしわが肺の横隔膜面の底にはあり，それがぼやけを生む原因である．

正面像では肺の前下縁は見えないが，深い位置にある後下縁は，注意すればよ

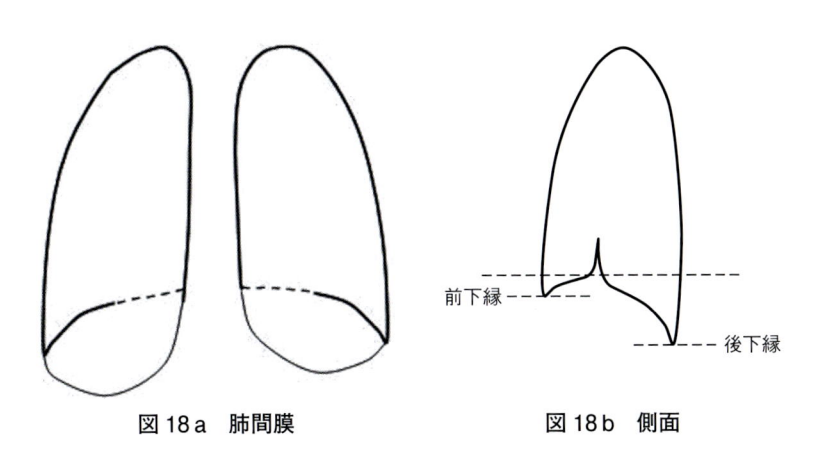

前下縁　　後下縁

図18a　肺間膜　　図18b　側面

> **Key note** 腹部撮影時に肺底部がよく見える！
>
> 肺の下縁の輪郭は胸部の画像より，腹部の画像のほうがよく見える．これはX線の電圧が腹部で低いためである（腹部は80kV，胸部120kV）．

く見える（図18a, b）．これが posterior costophrenic angle である．この肺底部背側下縁はゆるやかに下に凸の弧状の輪郭を形成し，デジタル画像の普及とともにさらにその評価が注目されている．立位で胸水は横隔膜面の背側から溜まり始めることから図15, 16でみられるように，この肺底部背側境界が正面像で著明な上昇を示すこと（図15, 16）も重要な所見である．

ということで，肺のイメージには，下肺野の背側辺縁が不可欠ということになる．

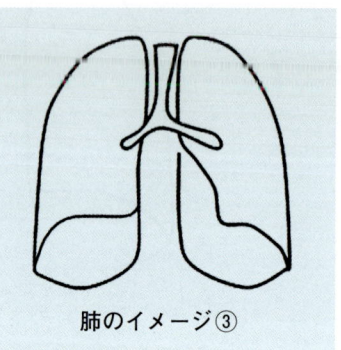

肺のイメージ③

肺の後下縁は下に向かって凸が普通であるが，内側が反対方向に弧を描くことがある．

これは腎の上極の形を縁取る．横隔膜のヘルニア（Bochdalek hernia）であり，腎上極と周囲の脂肪組織が胸腔内に突出したものである（図19）．意外と頻度は高い．

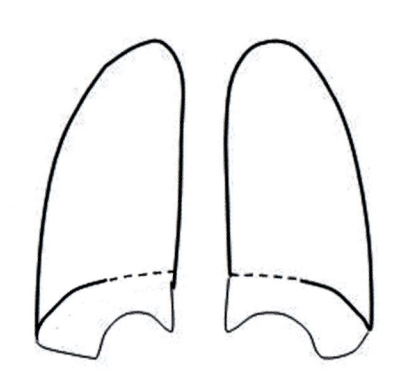

図19　横隔膜ヘルニアによる肺下縁の変形

5）肺下部の内側辺縁の評価

右肺下葉の内側は心の裏側に入り込み，脊椎に重なって上下に連続する境界線となる（図20a）．その上縁は右気管気管支分岐部にある奇静脈の上大静脈合流部で境界される．左に食道を含むことから奇静脈食道線（azygoesophageal line）と呼ばれる（図20b）．

この輪郭は右下葉の内側辺縁であり，下葉内側の肺炎や腫瘍でその輪郭が見えなくなる．胸水や，リンパ節腫大，食道腫瘍などでも圧排され変形する．「右下

Key note 肺底部のしわと肺間膜

肺の底面にはたくさんのしわがある．その中で，内側にある最も大きなものが肺間膜の付着部である．肺間膜は横隔膜面と右下葉内側の下肺静脈の基部にまで連続する．線維性組織で，肺と縦隔を固定する．肺靱帯とも呼ばれる．

葉の内側辺縁」と呼ぶほうがよい．条件さえよければ常に見える肺の輪郭線であり，診断的な価値は高い．

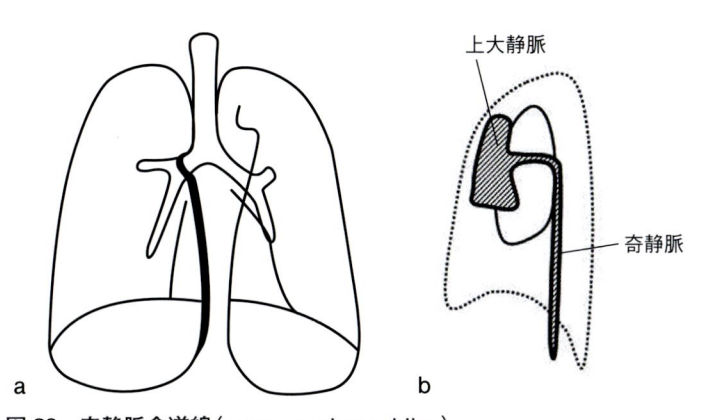

図20　奇静脈食道線（azygoesophageal line）
a：右下葉の内側辺縁　b：縦隔側から見た奇静脈
右気管気管支角から縦方向に走る下肺野の輪郭を azygoesophageal line（a）と呼ぶ．これは右肺の内側の輪郭が奇静脈の上大静脈への流入部で堰き止められる（b）特徴的な所見を示す．この line の左に沿って食道と奇静脈が走行するが，この line は右下葉の内側辺縁を示している．

Essay ①　costophrenic angle が dull ？

　costophrenic angle とは肋骨横隔膜角のことを指し，それが dull とは胸水貯留を意味する．多くの場合，そのとおりであるが，costophrenic angle という溝に水が溜まっていると考えると微妙に違う．原理的に言えば，costophrenic angle とは肺の外側下縁の輪郭なので，肺の辺縁の形状を表している．肺の端にブラがあれば丸くなり，過膨張肺でも丸くなる．
　胸水が溜まって肺が丸くなるのは，肺が押されて角がとれるからである．一定量の胸水が溜まって初めて costophrenic angle は dull になる．胸水の量が少なければ肺の変形は少ない．胸壁と肺の間に胸水が入り込むので，胸壁から肺が離れる所見のほうが大事になる．また，肺に弾力のある若い人では，かなりの量の水が溜まっても costophrenic angle は鋭いままである．これは subpulmonary effusion として有名．息を吐けば，たちまち costophrenic angle は dull になる．

> **Key note** 奇静脈は寝ると太くなる
>
> 奇静脈は臥位で太く，立位で細くなる．体位による大きさの変化があれば右の気管気管支角（tracheobronchial angle）のリンパ節腫大と奇静脈拡張を鑑別できる．

右肺と同じように，左下葉の内側辺縁も見えるはずである．

厳密には，ここには2本の縦に走る境界線が見える．下行大動脈の左縁と椎体の左縁を縁取る傍椎体線である．実際には大動脈辺縁のほうが肺に突出して常に見える．傍椎体線は確認しづらい場合がある．ただし，椎体の転移や膿瘍などでこの傍椎体線が張り出して左下葉を圧排するようになると，正面像だけでわかることがある．

6）肺上部の内側辺縁

胸部の中央では，気管のすぐ右側に右上葉が隣接する．

気管の内腔には空気が存在するので，この部で気管の右壁は両側から輪郭されて，厚みのある構造として描出される．これを傍気管線（paratracheal stripe）と呼ぶ（図21）．実際には線ではなく4 mmを上限とする気管壁とそれに付随する組織の厚みを示す構造となる．「傍気管線条」である．

傍気管線を尾側方向に追跡すると，右主気管支上壁から右上葉気管支の上壁に連続することになる．右主気管支−右上葉気管支移行部でこの傍気管線は太くなり，これが奇静脈である．胸椎の脇を上行する奇静脈が胸郭の前側にある上大静脈に背側から流入する（図20 b）．

傍気管線を頭側方向に追いかけると，鎖骨に重なるレベルで見えなくなる．この見えない地点から頭側には肺は隣接しないことを示している．胸部X線写真上ではもっと上まで肺が続いているが，これは背側にある肺組織である．

鎖骨より頭側では気管の周囲に肺は存在せず，その周囲は甲状腺や頸部の筋肉などに囲まれる．つまり頸部である．

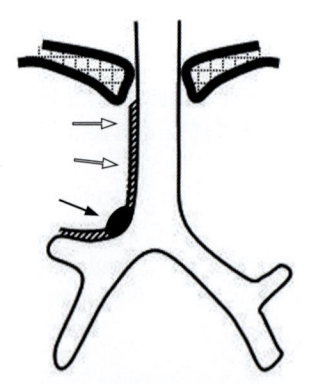

図21 奇静脈（黒矢印）と傍気管線（白矢印）

> **Key note** 鎖骨の上は頸部！
>
> 鎖骨の上は頸（クビ）である．ヒトの頸は体幹の上に直列ではなく前に傾いて付いている．
> 通常のPA（postero-anterior，背腹あるいは後前）方向でのX線撮影時には背中を丸めてやや前屈みで撮影するので，それがより強調される．AP（antero-posterior，腹背，前後）方向の撮影では軽減される．
>
> a：横からみた首の位置　　b：PA方向での撮影　　c：AP方向での撮影

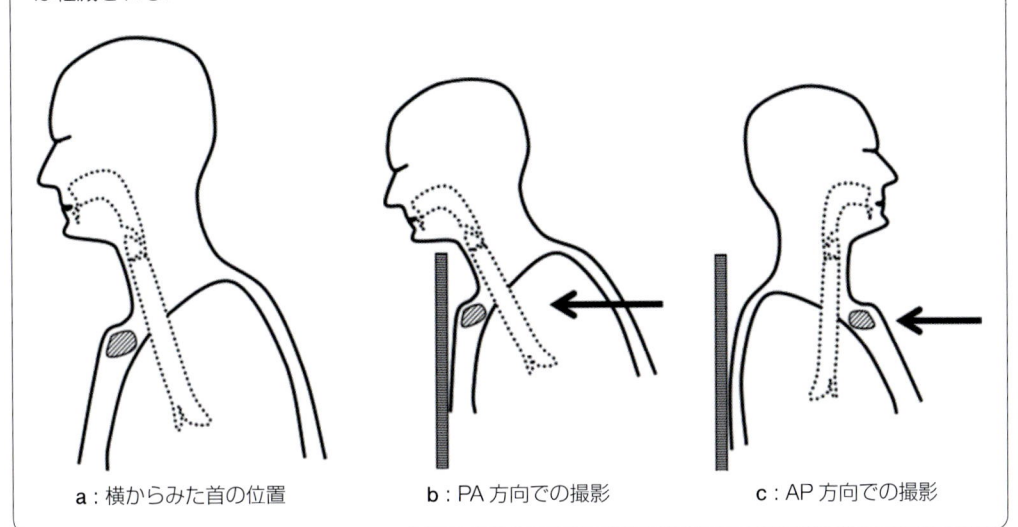

当然ながら下大静脈や鎖骨下静脈は気管より前にあるので，それらの輪郭は鎖骨の下縁で見えなくなる．

傍気管線はいつも見えるのでとても大事である．4 mmが上限とされる．また，左の傍気管線は見えない．大動脈弓から分岐する左総頸動脈とその周囲脂肪組織が介在するからである．右側にある上大静脈の右縁は前方にある．

cervico-thoracic signとは，鎖骨より上に肺はないことを表したサインである．

鎖骨より上で腫瘍が輪郭されれば，それは背側に，鎖骨より上で腫瘍の輪郭が不明瞭になれば，それは腹側にあるというサインである（図22）．

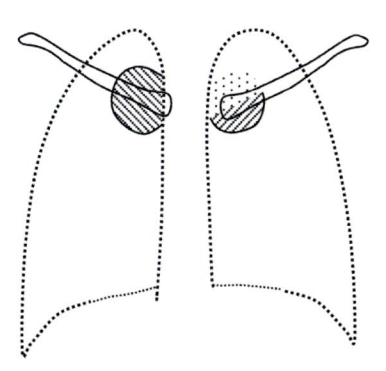

図22　cervico-thoracic sign
左の腫瘍は前，右の腫瘍は後ろにある．

接合線といわれる構造は，両肺が中央で近接したときに現れる．後接合線はいつも見えるとは限らない．離れて存在すると認識しがたい．前接合線は肺上葉が前胸壁にぶつかる内側辺縁である．この構造も肺が丸く膨らんで接線を作れば見えるが，三角形で鋭角に接すれば見えない．

また，前接合線は上方に向かい鎖骨に近接して裾拡がりとなり，その頭側で輪郭は消失する．後接合線は両上肺の近接したときに現れ，1本の細い帯として見える．鎖骨を越えて上方まで伸びる．これらの接合線は，個人差が大きく，時に見えたり見えなかったりする．つまり，見えれば診断に役立つが，見えなければ役に立たない．このため，診断の道具としての有用性は低い（図23）．

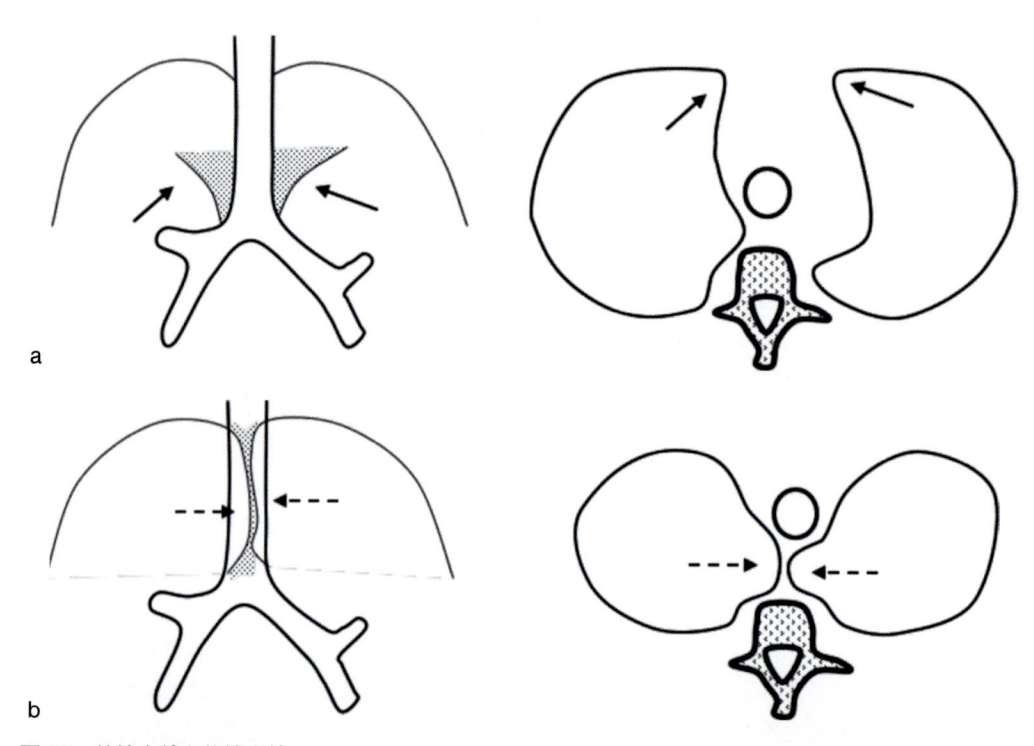

図23 前接合線と後接合線
a：前接合線（実線の矢印）
鎖骨の尾側レベルでの前胸壁への肺の到達点．尾側で左右の幅は狭く，胸鎖関節に向かって徐々に幅が広くなり，鎖骨レベルで消失する．
b：後接合線（破線矢印）
鎖骨レベルの頭側に連続する線条構造．肺の後方で気管と椎体の間で左右の肺が近接する．その間隙を見ているもので，正面像では気管に重なってやや斜めに投影される．

7）肺の輪郭が完成する

肺尖部から外側辺縁をたどって肺底部の下縁までは容易に評価できる．内側にはたくさんの線があって面倒だが，コンスタントに見える線は重要である．右では傍気管線と食道奇静脈線，左では大動脈弓から大動脈肺動脈窓，下行大動脈左縁であり，これらを互いに結んで，肺の輪郭が完成する．

完成した肺のイメージ図である．ダイナミックな肺の完成である．深吸気で撮影した肺は，実に大きくて丸いものということをぜひわかってほしい．

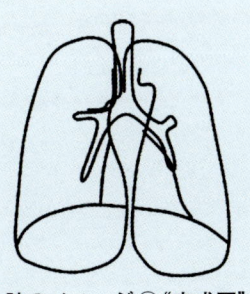

肺のイメージ④ "完成図"

肺の輪郭読影は，以下のようにまとめることができる．

① 肺尖部の見え方
② 外側の肋骨との接し方
③ 横隔膜頂上部
④ 肺底部後下縁
⑤ 縦隔側辺縁での，両側の心の輪郭
⑥ 右で下葉の内側辺縁＝奇静脈食道線
⑦ 左で大動脈弓から下行大動脈辺縁

以上，肺の大きさを評価するために，"ぐるっと一回り"して読むことができれば，肺を大きくつかまえたことになる．

II

肺外と肺内を見分ける！
─肺外病変の診断─

胸部X線写真は2次元なので，映っている陰影は身体の表面から肺の中のものまで混在している．肺を診断する前に解決しておかなければならないことは，肺内にある病変と肺外の病変を明確に区別することである．

1 肺の外と肺の中

　肺の中か外かの診断は意外と難しい．陰影が肺の外まで連続的に伸びていれば胸郭外である．図1で見えるように，乳房の下縁の輪郭は肺の外まで連続するので，肺内でないことは容易にわかる．

　しかし，陰影が胸郭内にのみとどまれば，肺の内外の判断は容易ではない．常に鑑別が必要なのは乳頭陰影（nipple shadows）である．もし肺内の腫瘍と鑑別できなければ，それだけで単純X線検査の価値は損なわれる．皮膚の腫瘍も乳頭と同じに見えることがある（図2）．

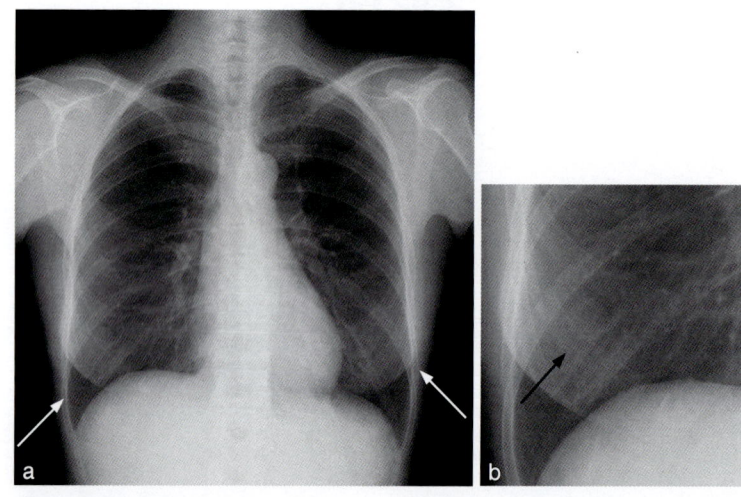

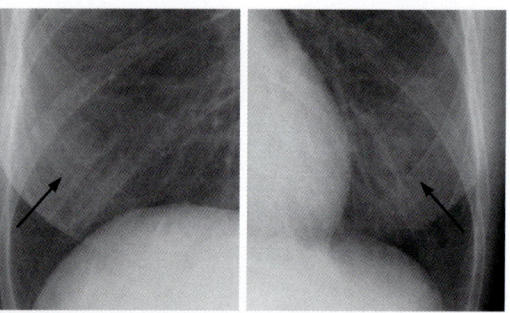

図1　乳頭と乳房．56歳，女性
左右対称の位置で胸郭外側に弧状の平滑な輪郭を与えるのが乳房である（a矢印）．その内側，頭側で大きさ15 mm程度の類円形の結節が乳頭である（b矢印）．

Key note　nipple shadows

　両側の下肺野のやや外側で10～15 mm程度の辺縁明瞭な結節状陰影であれば乳頭の可能性が高いが，常に肺内腫瘍との鑑別を念頭におかなければならない．結節の外側から下縁にかけての輪郭が平滑によく輪郭され，左右対称であれば，ほぼ，乳頭と断言できる．乳頭の先端が外側下方を向くからである．男性の乳頭は小さく，輪郭も全周性に見えることがあり，肺内結節との鑑別は難しい．

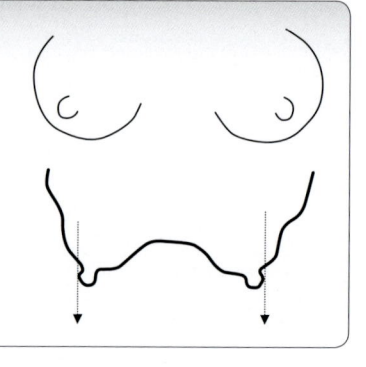

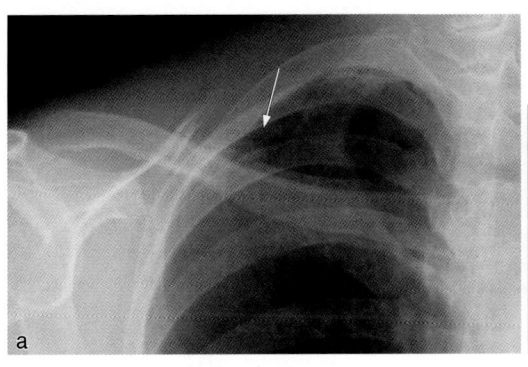

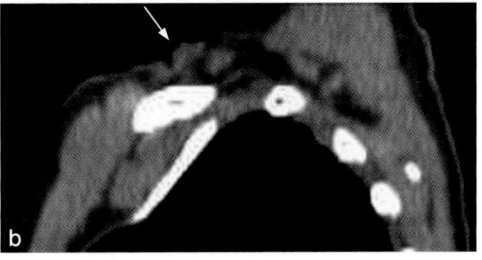

図2 皮膚結節．65歳，女性
皮膚の結節が肺内腫瘤のように描出されることがある（a 矢印）．矢状断 CT の画像で右鎖骨上窩の皮膚の結節であることがわかる（b 矢印）．

　条件にもよるが，肺内病変は全周が境界されるのを原則とし，皮膚結節や胸壁腫瘤は半周性あるいはその一部だけが輪郭される特徴をもつ（図1, 2）．肺内外の鑑別が難しい孤立性の結節陰影（coin lesion）を鑑別するためには PA と AP の2枚の正面像を撮影しての両者の比較が有効である．特に，骨島と呼ばれる小さな肋骨などの硬化性病変はよく肺内腫瘍と思われてしばしば CT がオーダーされる．単純写真だけでわかるのにと，いつも歯がゆい思いをする．
　胸水や，胸膜の腫瘍も肺から見れば外にある．胸郭内で肺外の腫瘍は extrapleural sign を呈することで有名である（図3, 4）．

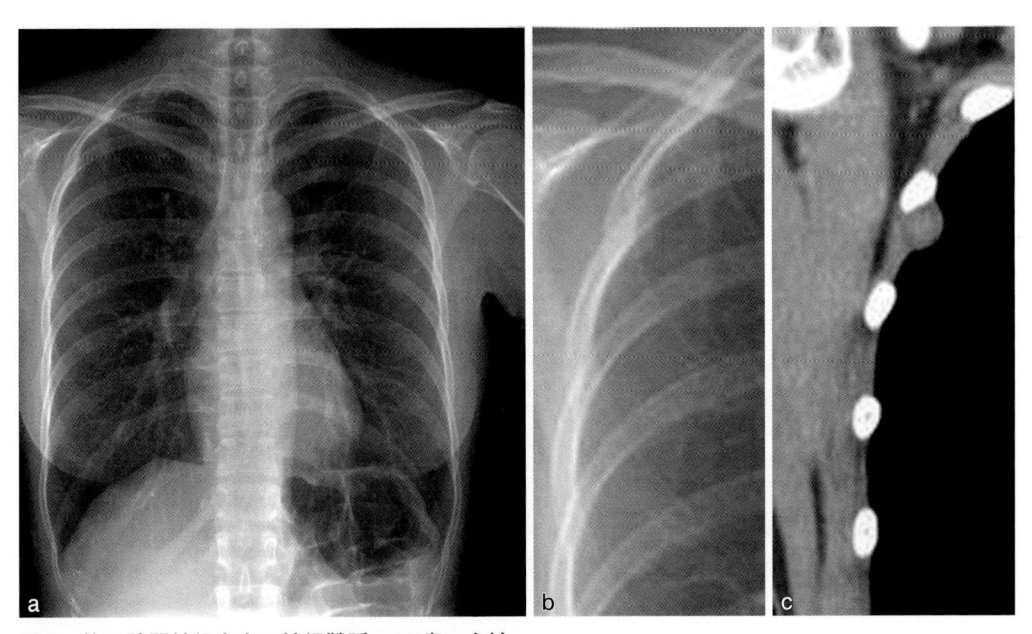

図3　第3肋間神経由来の神経鞘腫．30歳，女性
第3肋骨の内側に沿うように半球状の腫瘍がある（a）．よく見ると，わずかではあるが，肋骨に沿って裾野を有している．いわゆる extrapleural sign を示す（b）．CT の冠状断再構成画像（c）では第3肋骨の下縁に骨の erosion を伴う．肋間神経発生の神経鞘腫であった．

a：肺外腫瘤　　　　　　　　　　b：肺内腫瘤

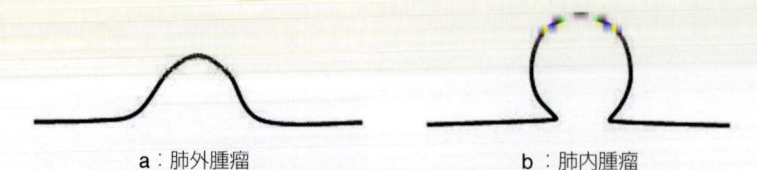

図4　extrapleural sign
aはextrapleural sign陽性で肺外病変．bは肺内病変が胸膜まで達したもの．

　胸膜病変の多くは，弧状あるいは波状の扁平で平滑な輪郭を有する病変として示される（図3,4）．また正面で見えても側面では見えない．あるいはその逆の例が多い．

　まれな例では，それまで見えていた胸膜腫瘍が胸水の増加のため消失する例がある（図5）．

　胸膜由来の病変か，肺内の病変かを実際に見極めるには，次章で扱うシルエットサインの有無がきわめて重要になる．

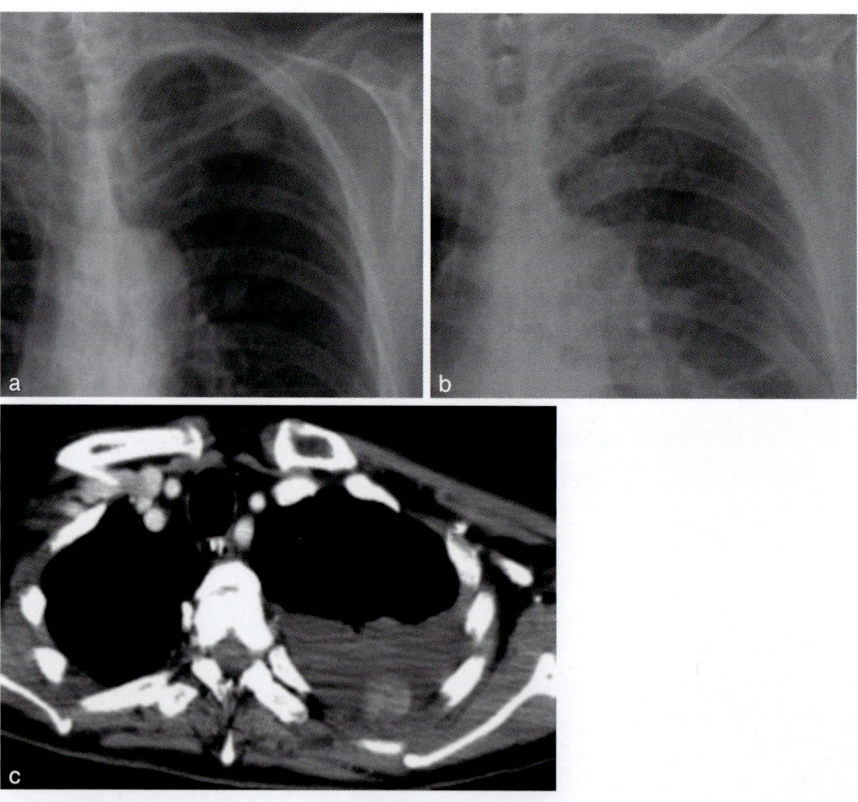

図5　肺腫瘍の自然消失？　実は胸膜腫瘍．60歳，男性
最初，左肺尖部外側にあった20 mm弱の大きさの腫瘍（a）が経過中に消失した（b）．この間には胸水の増加があった．通常は胸水が増えても肺腫瘍が消えることはないので不思議な現象である．CTを見るとその原因がわかる（c）．胸水の中に腫瘍が水没していたのである．つまり，壁側胸膜に生じた転移性腫瘍であり，胸水がないときには周囲を空気に囲まれ，胸水が増えてその輪郭を消失したのである．つまり，腫瘍の辺縁がシルエットサイン陽性となり，輪郭が消失したのである．

2 食道とその病変

　食道は左右の肺の間＝つまり縦隔内を上下に走行する管腔臓器である．頸部においては下咽頭から始まり，鎖骨のレベルで気管と胸椎の間の狭いスペースを通過して胸椎の前を下行し，右下肺野の内側辺縁を構成し，横隔膜レベルで下行大動脈の前方を横切って左上腹部の胃穹窿部に連続する．

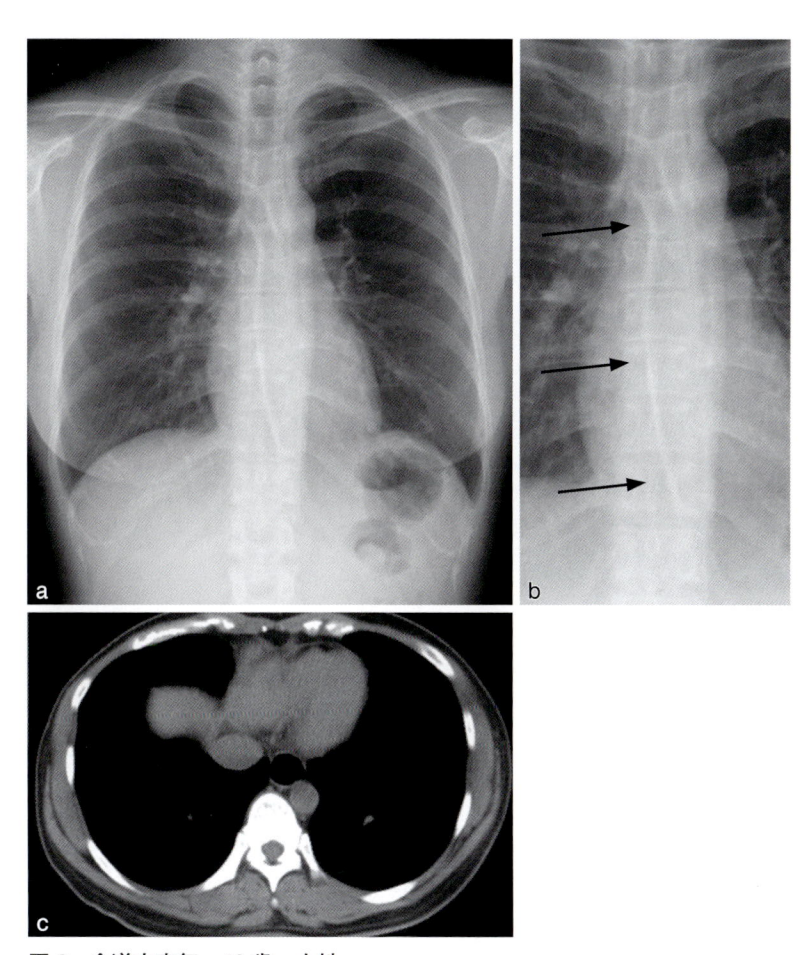

図6　食道内空気．40歳，女性
縦隔を縦に走る細い帯状の構造が見え（a, b），空気の入った食道の右壁が見えている（b 矢印）．食道内腔が空気で膨らんでいる（c）．食道奇静脈線（azygoesophageal line）の名前の由来がよくわかる．この線の右は下葉 S6〜S10，左は食道内腔である．

　食道内腔に空気があれば，食道を容易に確認できる．生理的に下咽頭内や頸部食道に空気を見ることはないが，食道の中下部に空気を認めるのは生理的である．空気嚥下の傾向もあるかもしれない（図6）．食道が多量の空気で拡張している場合には PSS（全身性硬化症）による食道の拡張，アカラシア（特発性食道拡張症），食道癌や噴門部による狭窄を考慮すべきであろう．

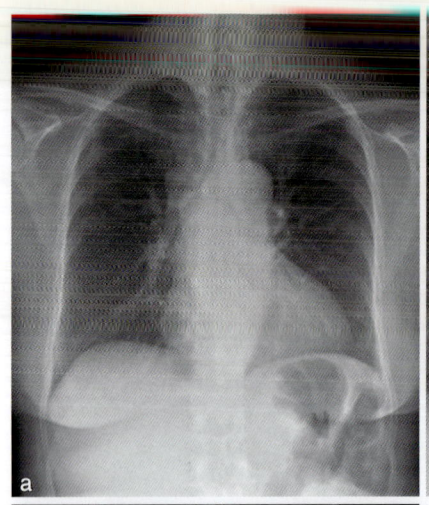

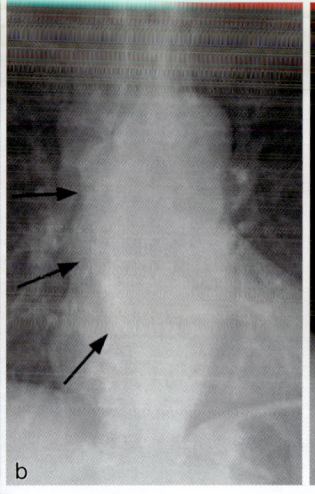

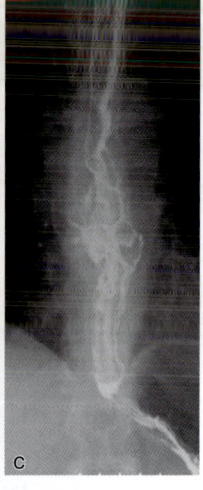

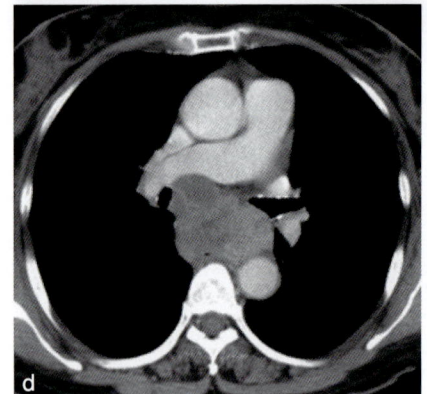

図7 進行食道癌. 59歳, 女性
右肺は少し小さいだけで, 一見何も異常はないように見える(a). 食道奇静脈線(azygoesophageal line)に注目すると, 右下肺の内側がかなり広範に押され, 中間気管支幹までが細くなるほどの大きな変化があることがわかる. つまり右下葉の内側の境界が腫瘍によって明瞭に押されている(b矢印). 食道造影では, 下部食道に全周性の粘膜の破壊を伴う進行食道癌の所見が認められる(c). CTでは食道の腫瘍は大きく, 左右の主気管支の下壁も浸潤圧排を受けている(d).

　壁内にとどまる食道癌を胸部X線写真で所見として捉えることはできないが, 壁外進展を伴う進行癌では, X線写真がまれに発見契機になることさえある(図7). 通常は, 右下葉の内側境界線であるazygoesophageal lineが左から押されて浅くなることが多い. 傍食道リンパ節が大きく腫大すると, 縦隔の左側に腫瘍は突出し, 左傍椎体線や下行大動脈の左縁を越えて肺内に突出することさえある(図8).

　心臓の裏側の左下葉に軟部腫瘤を認め, 左下葉の含気が減少して見える頻度は高い. その多くは食道裂孔ヘルニアである(図9). 内部にガス像を確認でき, 側面像で心臓のすぐ背側下部にあればその診断の可能性は高く, 時期を変えて撮影した画像で, 大きさが変化すれば確定的である. もし, 肺内やその他の腫瘍との鑑別を必要とする場合には, 発泡剤服用後に胸部写真を1枚撮れば確定する.

> **Key note** 肺を外から診断する効用
>
> 　肺をその輪郭から診断することは, 肺病変の診断に重要なことは言うまでもないが, 輪郭に影響する肺外病変も同時に診断することにつながる. つまり, 肋骨を含めた骨軟部病変, 胸水を含めた胸膜病変, 縦隔腫瘍や心臓の形態評価を把握することである.

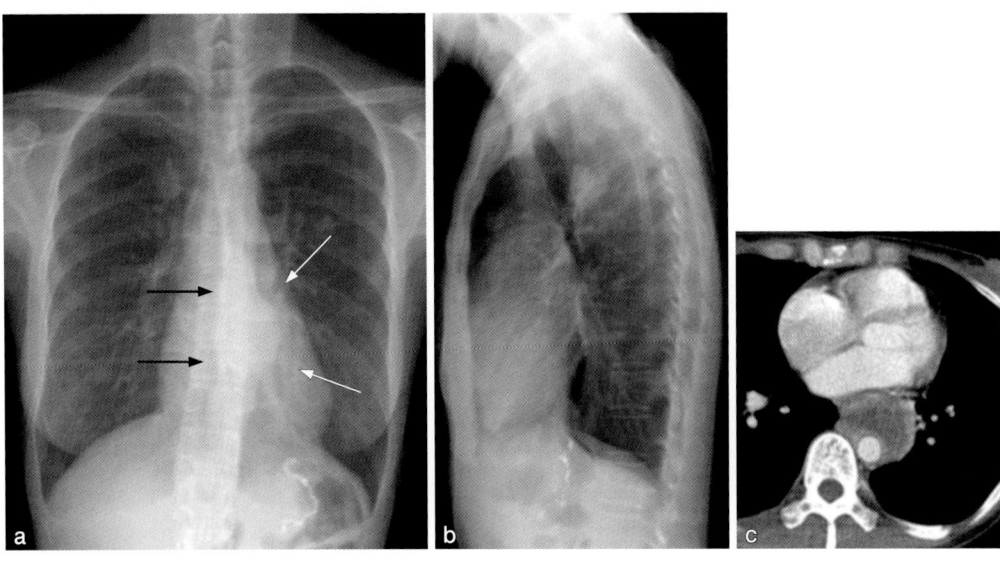

図 8 食道癌再発. 55 歳, 女性
azygoesophageal line が左からゆるやかに押されている(a 黒矢印). 傍食道リンパ節も大きく腫大し, 縦隔の左側に突出している(a 白矢印). 側面ではこの大きな縦隔腫瘍を指摘するのが難しい(b). 右上肺野内側にある肺転移巣は明瞭. CT では, 腫瘍が大動脈を全周性に取り巻く(c).

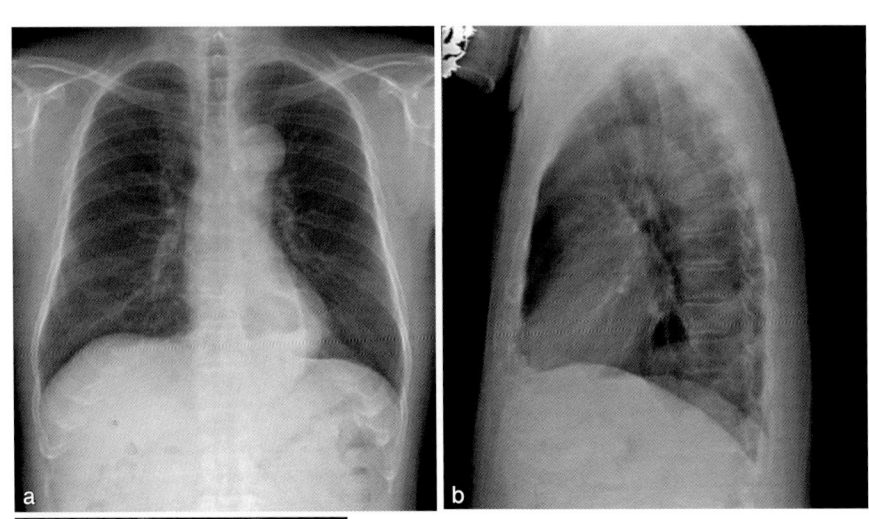

図 9 食道裂孔ヘルニア. 78 歳, 女性
心臓に重なって 35 mm 大のガス像が見えている(a). 側面で見ると, 心臓のすぐ後ろにあることがわかる(b). やや凹凸のある液面形成であることから, 食道裂孔ヘルニアである. 胸腔内に入り込んだ胃内のガスとわかるが, ガスがないと難しい. 日によってその大きさと内容が変わること, 心陰影のすぐ背側に位置することが特徴である. この例では CT 撮影時に大きくなって見える(c).

2. 食道とその病変

3 縦隔気腫

左右の肺はそれぞれの胸膜腔によって囲まれる(図10). その中央には, 心, 大血管をはじめ, 気管, 食道, 神経, リンパ節などが存在し, 左右の肺を連結している. これが縦隔である.

縦隔は, 一般に前中後の3つに分類され, 前縦隔には胸腺, 中縦隔には気管, 主気管支, 心大血管, 後縦隔に食道, 傍椎体組織を含む.

気縦隔(pneumomediastinum)は縦隔内への空気の侵入であり, 気管, 気管支壁の破綻, 食道破裂などによって引き起こされる(図11). 実際には, 加圧呼吸による合併症や開胸術後などによくみられる. その空気の分布は肺の区域性とは関連せず, 肺の外側にびまん性に拡がる空気貯留として認められる. 解剖学的に縦隔と胸壁皮下組織は連続するので, 皮下気腫を合併することも多い.

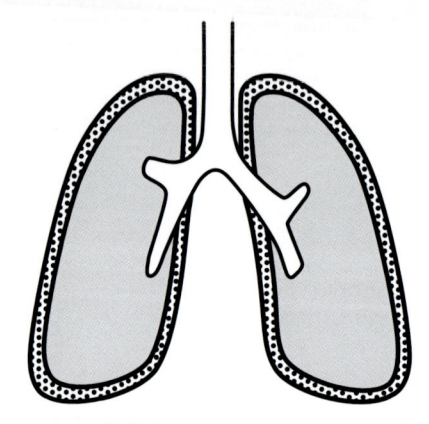

図10 胸膜腔に囲まれる肺のイメージ

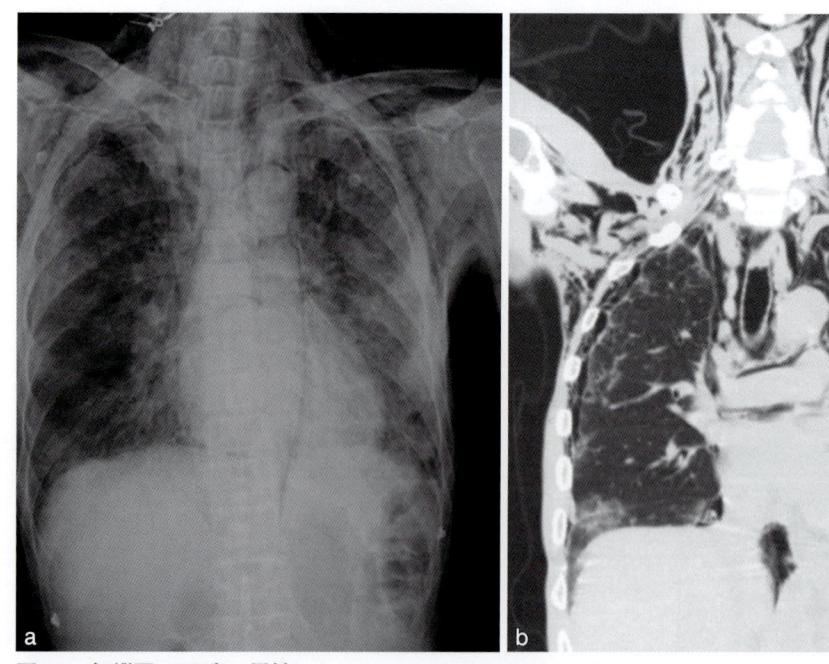

図11 気縦隔. 60歳, 男性
頸部から腋窩の筋束周囲と皮下組織, 気管, 気管支, 大動脈, 肺動脈, 食道の周囲, 心臓底部などに多量の空気の集積がある. 肺の外側で肋骨の内側にも一層の空気が見える. 壁側胸膜直下の空気である(b).

4 気胸

　胸膜腔は閉鎖腔であり，左右は独立している(図10)ので，両側同時に気胸が起こるのはまれである．臓側胸膜の破綻により陰圧の胸膜腔に空気がもれると，気胸(pneumothorax)になる(図12)．空気もれが続くと，気胸腔は大きくなって縦隔が対側に押され，緊張性気胸(tension pneumothorax)となる(図13)．これはドレナージ挿入による減圧術の適応となる．気胸の原因としては，外傷のほかには，肺尖部のブラの破裂による自然気胸が多い．肺の呼吸性移動に対応するために胸膜腔には少量の生理的胸水がある．このため，気胸では立位で撮影すると小さな鏡面(air-fluid level)を形成することが多い．

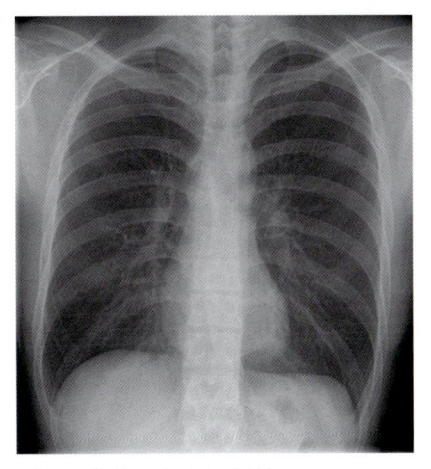

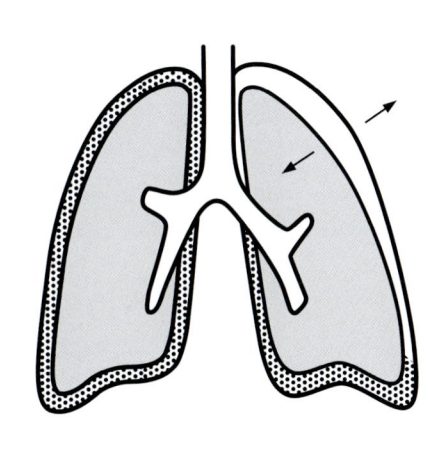

図12　気胸．22歳，男性
左肺尖部から上肺野外側にかけて2〜3cm幅で胸膜腔が開いている．臓側胸膜は薄いので見落とさないように．

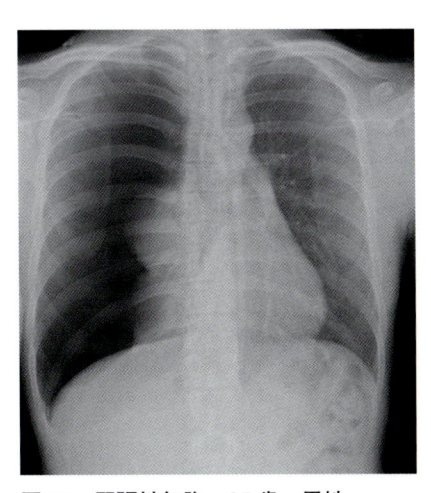

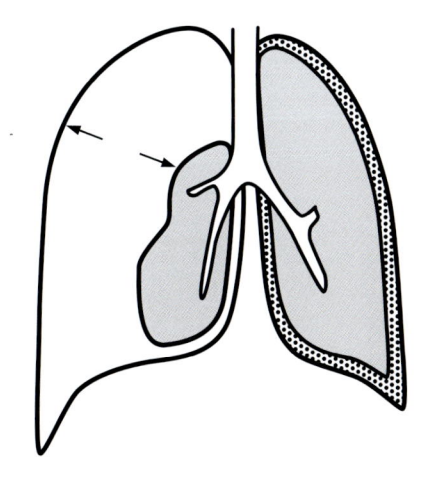

図13　緊張性気胸．25歳，男性
臥位のポータブル撮影である．右の緊張性気胸で縦隔が左に偏位．右の肺血管気管支は消失し，虚脱した肺が右心縁に張り付いている．右胸郭内には肺がなく，透過性が亢進している．

気胸の描出には呼気のほうが有利である(図14).呼気で胸膜腔が拡がり,隣接肺の透過性も低下して気胸が見やすくなる.左肺底部の透過性はさらに高く,外に向かうほどX線透過性が低下する.また,横隔膜面の外側が鮮明に描出され,いわゆる costophrenic angle の切れ込みも深く鋭くなる.これを deep sulcus sign と呼ぶ.これは臥位の検査で遊離した胸膜のラインが確認できないときにも役立つ臨床的に有効なサインである.図15で左側に見られている.このとき,左下肺野外側の透過性が上昇していることも大事な所見である.

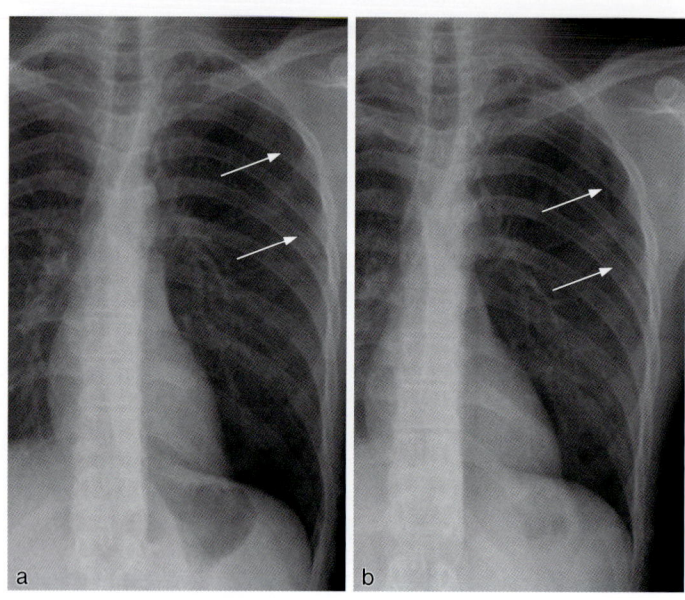

図14 気胸.24歳,男性
a:吸気　b:呼気
呼気で撮影するほうが気胸腔は拡大してよく見える(矢印).ただし,呼気でないと診断できないわけではない.

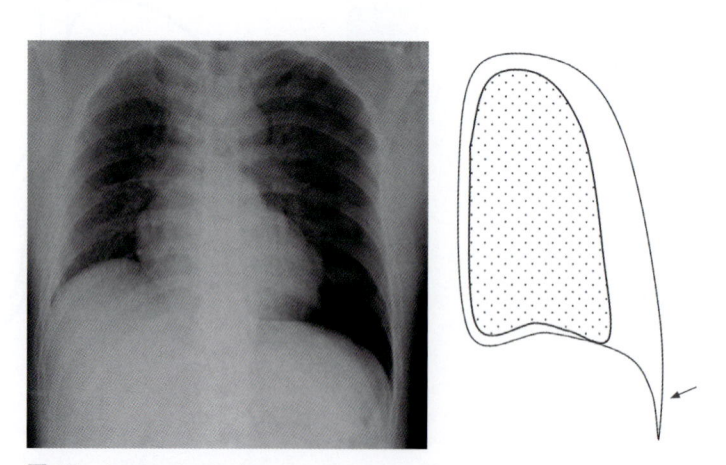

図15 deep sulcus sign
臥位での気胸のサイン.左横隔膜の外側が低下し,左下肺の透過性が高い.左横隔膜辺縁の外側に位置が深く,また辺縁が鋭く輪郭される(矢印).

実際の診断では皮膚のしわと気胸のラインの鑑別はとても重要である（図16）．ポータブル撮影された臥位のX線写真では，身体のしわなど邪魔するものがたくさんあり，気胸の診断は時に簡単ではない．皮膚や衣服のしわの場合は肺の外まで連続すること，その外側にも肺血管が存在することから診断できる．皮膚のしわでは内側の透過性がいくぶん低下することも大いに参考になる．
　いずれにしても慎重に判断することが重要である．

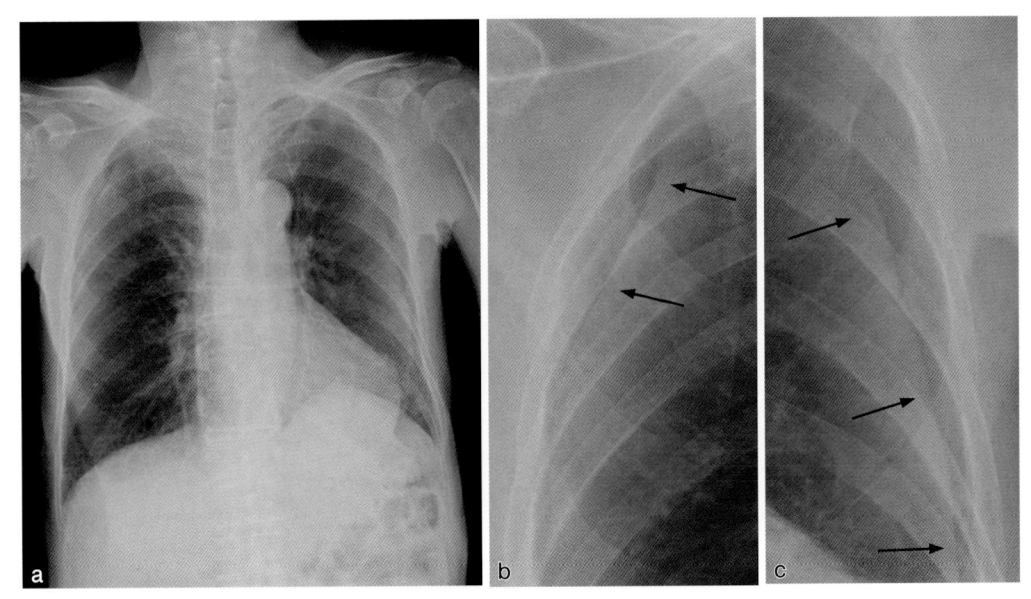

図16　気胸のピットフォールとしての皮膚のしわ．83歳，男性
ポータブル撮影装置を用いた臥位AP方向撮影である．右上肺野外側（b矢印）と左中下肺野の外側に（c矢印）連続する線状構造が見える．ポータブル撮影では，皮膚のしわはほぼ必発する．よく見れば，これらの線状構造の外側にまで肺血管が認められ，内側の透過性がやや低下していることから気胸でないことがわかる．

5 胸水

　左右の胸膜腔は，それぞれ独立した閉鎖腔である．内腔を胸膜で裏打ちされ，肺に接する側を臓側胸膜，胸壁に接する側を壁側胸膜と呼ぶ．胸膜腔内の液体は循環している．そのバランスが崩れると胸水が増える．肺炎や胸膜炎では一側性に，浮腫や低タンパク血症などの全身的要因では両側性に胸水は出現する．多量の胸水が貯留すると，肺が押されて含気が低下する(passive atelectasis)．葉間に溜まると紡錘形の葉間胸水(interlobar pleural fluid)となり(図17)，これは，消長することからvanishing tumorと呼ばれる．

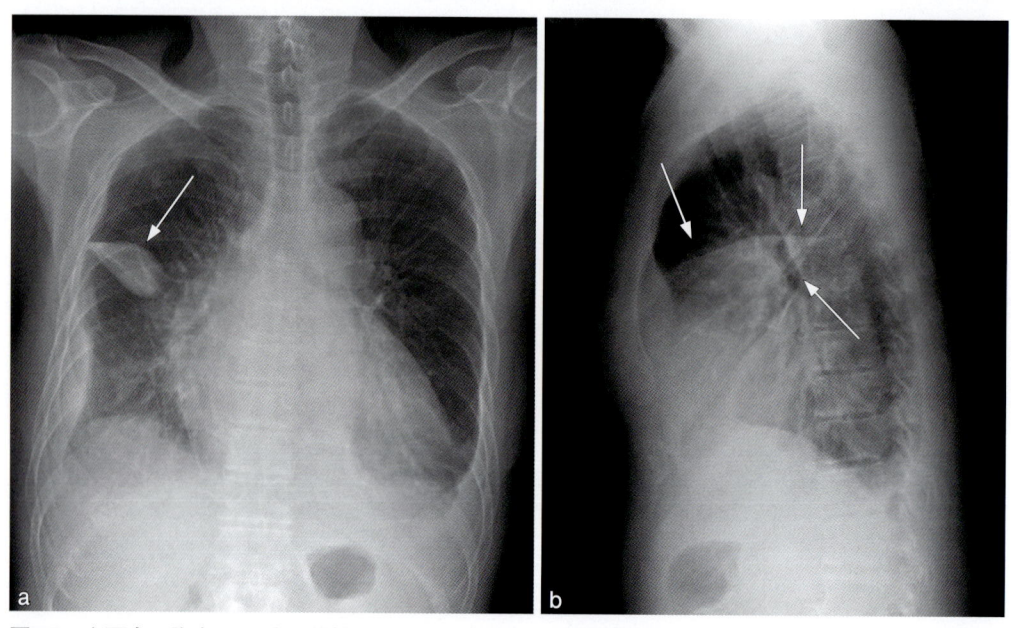

図17　心不全，胸水．71歳，男性
多量の胸水を両側に認めている．右では外側の胸壁に沿った胸水が多い．葉間胸膜内の胸水が紡錘形に見えている(a 矢印)．側面像でも紡錘形に見える(b 矢印)．

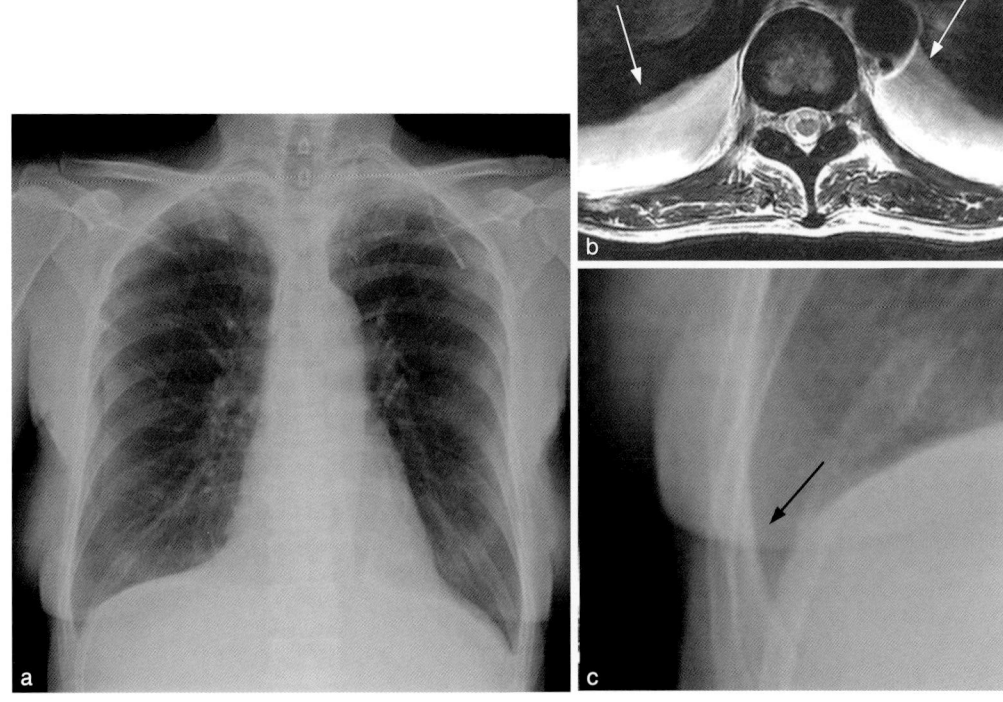

図18 胸，臥位の画像での胸水の見え方．61歳，女性
正面像では一応 costophrenic angle がきれいに見える(a)．同日の MRI で見ると両側に 400 mL を超える多量の胸水が描出されている(b 矢印)．臥位や半座位での胸水の診断は難しい．振り返ってみると，横隔膜面の下方が均一に白いことと，下肺野外側で胸壁との間がわずかに開いている所見が重要となる(c 矢印)．

　　胸水は立位では下に溜まる．臥位では背側に溜まりやすい．このために臥位では胸水が予測を超えて多量に溜まっていたりすることがある(図18)．胸水の粘稠度が高くなったり，または胸膜の癒着を伴ったりすると，重力に逆らった分布や被包化胸水という分布の偏った胸水の貯留となる．

III

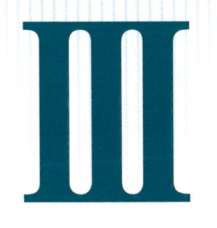

肺を診断するための基礎を固める

―肺内病変の捉え方, 葉間, 気管支, 肺血管―

肺を診断する基礎には3つの項目がある．まず，1つ目には，X線写真特有の表現が存在することから表現方法をまず統一しておく必要がある．2つ目は，肺に病変があることを確認するために最も重要なサインであるシルエットサインをよく理解することであり，3つ目が，解剖学的な肺の基本構造を押さえておくことである．これらを，順を追ってコンパクトに解説する．

1 単純X線診断のための表現

1) 肺野 lung field

胸部X線写真のみで用いる特徴的な表現．胸部X線写真では肺の上葉，下葉などの解剖学的部位を明確にできないことがあり，やむをえず，上肺野，中肺野，下肺野などと大雑把に表現する．一方CTでは，解剖学的区分が明瞭な場合が多いので，肺野という言葉は使うべきではない．

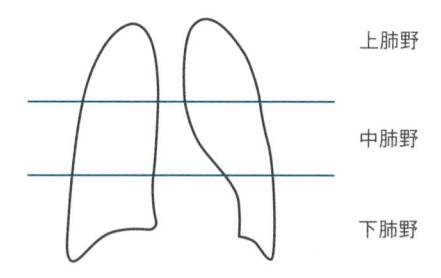

上肺野
中肺野
下肺野

2) 肺尖部，肺底部 lung apex or apical lung, lung base or basal lung

肺尖部は鎖骨から上のほうの肺組織を指すことが多い．同様に肺底部は，横隔膜面の頂上から下部にある肺を指す．いずれも肺の区域を指す表現ではない．

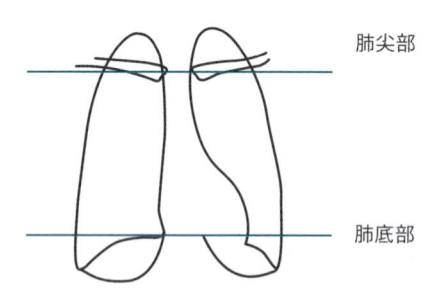

肺尖部
肺底部

3) 肺門周囲 perihilar region, perihilar area

これもやはり大雑把な表現である．その定義は厳密ではなく，習慣的におよそ主気管支の分岐部から3～4cmの範囲を示すことが多い．肺の中枢側の分布を示す所見であるが，正面像のみで評価する場合は，前後の末梢肺のこともあるので注意が必要である．

肺門周囲

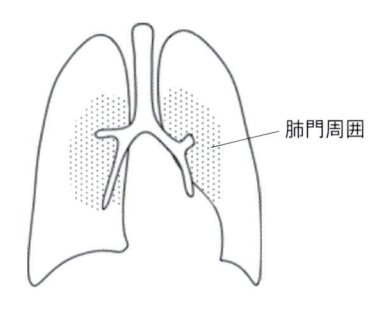

4）透亮像 radiolucency

　X線透過性が高い，あるいは黒い構造のことを意味する．気管支透亮像がその代表であり，病変内部の気管支内腔に air を見るときに，気管支透亮像が保たれているなどと言う．空洞の場合にも透亮像があると言ったりする．

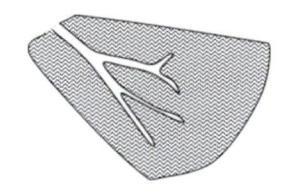

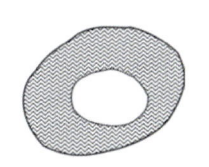

気管支透亮像　　空洞

5）肺胞性陰影，間質性陰影 alveolar shadow, interstitial shadow

　肺胞性陰影か間質性陰影かの区別は胸部写真の基礎として教えられる．肺胞性陰影というのは肺胞の内腔が均一に満たされ，含気をなくした状態を指す．つまり肺胞内腔が肺胞性病変の場であり，肺胞壁を含めた実質はすべて間質というわけである．つまり，細菌性肺炎や肺胞性浮腫が肺胞性陰影を呈する疾患の代表であり，間質陰影の代表がすりガラス状陰影である．後者では，背景の血管気管支の構造が見えることが特徴となる．

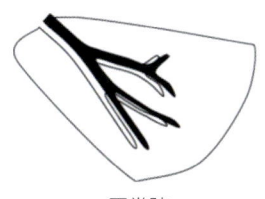

正常肺　　間質性陰影（すりガラス状陰影）　　肺胞性陰影

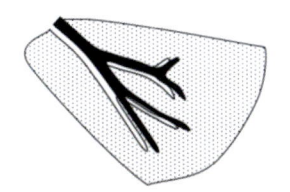

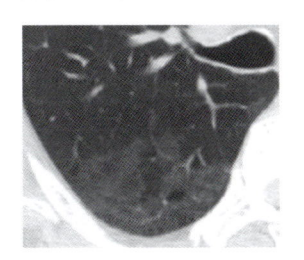

間質性陰影（すりガラス状陰影）　　肺胞性陰影

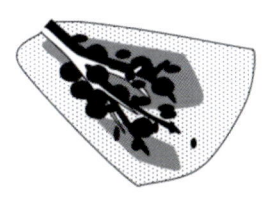

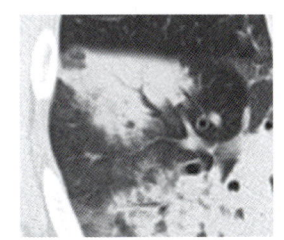

1．単純X線診断のための表現

6）融合，融合像

肺胞性陰影の代表が細菌性肺炎である．細胞浸潤と滲出液の貯留などの組織反応が強く，気道に沿った浸潤は区域性に末梢肺野まで拡大し，胸水を伴う．初期の病変はすりガラス状陰影を伴う斑状であるが，進行拡大するとともに互いに融合して濃く見える．背景の血管や気管支の構造はしばしば見えなくなる．

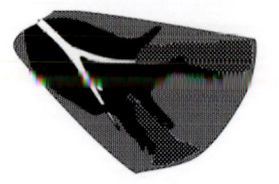

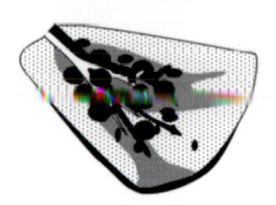

肺炎　　　　　　　気管支肺炎

7）濃縮陰影，濃縮像 consolidation

これは便利な表現である．透過性の低下した一塊の病変のことを指している．器質化肺炎や細菌性肺炎の場合も，さらに，単なる無気肺や腫瘍の場合もある．原因を問わない単純表現であることからX線診断で使いやすい．ただし，原則，濃縮陰影の内容が明瞭になっている場合には避けたほうがよい．

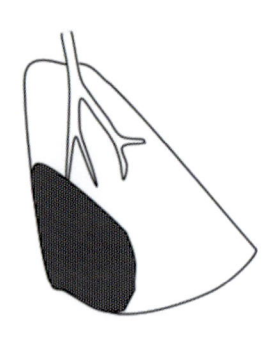

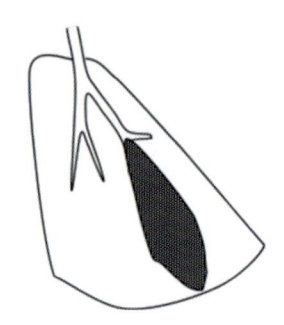

8）含気と容積

肺の含気と容積は類似した言葉であるが，その意味するところは異なる．両者は往々にして共存するが，含気がなくても容積が保たれる場合や，含気があっても容積が減少する場合など，病態によってさまざまな場合がある．

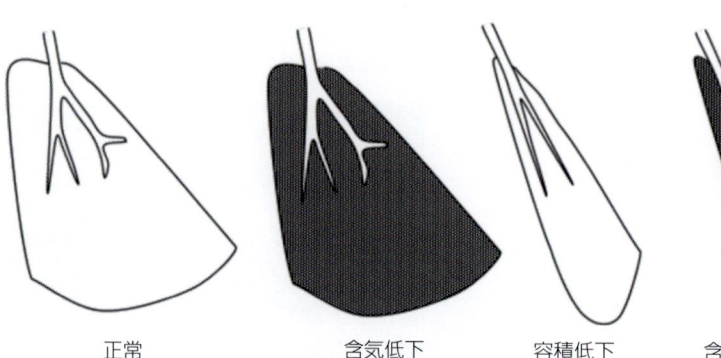

正常　　　含気低下　　　容積低下　　　含気＋容積低下

2 奨められない表現

1）肺野濃度の上昇

　肺野濃度が高いというと，肺が白いか黒いかわからない．これはX線写真でもCTでも同様である．画像上は白いか黒いかのシンプルなことであるが，言葉にすると厄介である．正確に表現すれば，CTの場合にはX線吸収が高い，あるいは，低いとなるが，胸部X線写真の世界では，肺の透過性（radiopacity）が低下＝白い，あるいは，亢進＝黒い，と表現するのが一般的である．

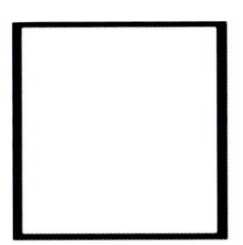

X線高吸収，X線透過性低下（低い）＝白い　　　X線低吸収，X線透過性亢進（高い）＝黒い

2）肺紋理が汚い

　肺紋理とは肺動脈，肺静脈，気管支などを一括してまとめた表現である．肺動脈が太いか細いか，肺静脈はどうか，気管支壁の肥厚は，あるいはその他の陰影要素が加わっているかなど，個々に評価すべき大事な所見である．肺紋理といった瞬間に，実は診断の鍵となる所見がするりと逃げてしまっている．実は，"肺紋理が汚い"の"汚い"という主観的表現もよくない．太いのか，数が多いのか，輪郭が欠けているのか，余分な影があるのか，もっと客観的，具体的でないと意味がない．

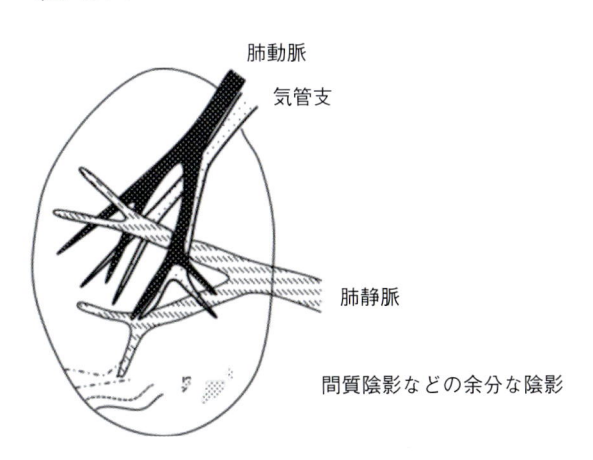

肺動脈
気管支
肺静脈
間質陰影などの余分な陰影

肺紋理＝肺動脈，肺静脈，気管支壁，その他
汚い，綺麗＝主観的表現

3) 第1弓, 第2弓

　教科書などで, 第1弓, 第2弓などの記載をよく見かける. なぜ番号で呼ぶのだろうか. 大いに疑問である. 右第1弓は上大静脈または上行大動脈の右縁であり, 両者はその走行から容易に区別できる. 左であれば, 第1弓は大動脈弓部であり, 大動脈弓はさらに下方まで下行大動脈の左縁に連続する. 左第1弓の罪は, 大動脈を下方に追跡する努力を放棄させるからである. 大動脈は見える範囲すべてを評価すべきである. 左第2弓は左肺動脈の基部のほうが具体的である. 第3弓は左心耳を反映する. 心基部あるいは心腰部として評価すればよい. 左第4弓は多くの場合は左室で, 時に右室とされる. 単に心左縁 = cardiac border で十分であろう. そろそろ, 心の輪郭をナンバーで呼ぶのはやめよう.

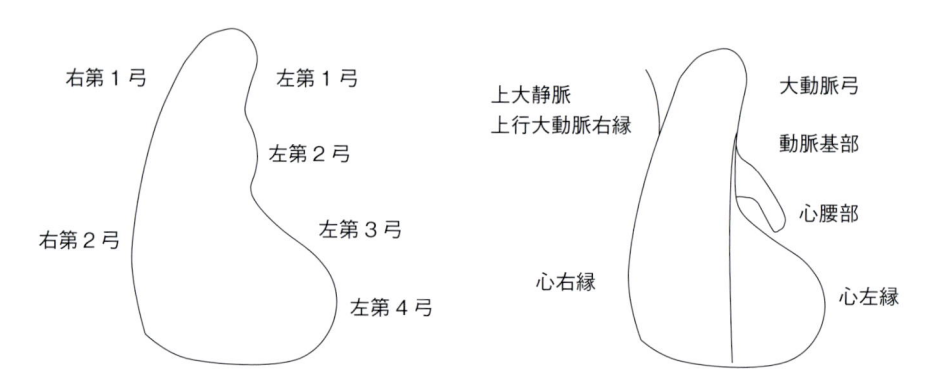

4) 肺門部は大丈夫？

　カンファランスなどで肺門部の腫大と表現するときに, 左右の主気管支を中心に肺動脈近傍を指していることが多い. ところが, 肺門部とは, 肺の血管や気管支が出入りする部位なので, 心房への肺静脈の流入部も当然含めなければならない. この肺静脈はかなり下方で流入する (矢印). つまり, 肺門は頭尾方向に長いので, 肺門上部, 肺門下部と表現するか, 右肺動脈基部近傍, 肺静脈流入部近傍などと表現すべきであろう.

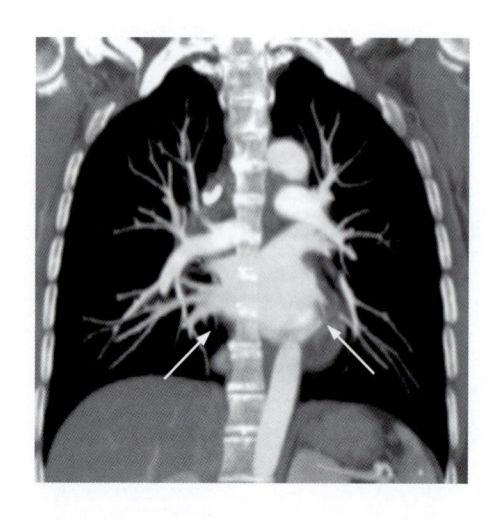

3 シルエットサインの重要性

　胸部の陰影が肺内にとどまっていることが基本条件の1つである．もう1つがシルエットサインである．

　肺内の構造，特に肺内の血管や気管支壁の輪郭が消失したり太くなるようであれば，何らかの肺内の変化があると確定することができる．シルエットサインが陽性であれば，周囲にあるべき肺の空気が消失していることになる．つまり肺内に病変があることになる．

　さらに，肺区域の解剖が理解されていれば，肺炎の局在まで正しく診断することができる．つまり，肺炎を胸部単純X線で確実に診断することによってCTによるさらなる画像的診断を省略できるのである．このことは，胸部単純X線診断の価値を確実に高めることになる．

1）肺内病変を診断するためのシルエットサイン

　シルエットサインは，ある構造に空気が接しなければ，その輪郭は消失するという基本原理である．病変の場所に応じて横隔膜や，心臓の輪郭がぼやける．さらに，正常で見えるべき肺血管や気管支壁の輪郭が見えなければ，そこに隣接する肺の空気が消失していることの証明となる．この場合，水でも腫瘍でもよい．肺に何らかの含気を妨げる変化が存在すると，その中に含まれる正常構造の輪郭が失われる（図1, 2）．肺葉や肺区域で，その領域の肺血管や気管支の壁がぼやけるのもシルエットサインである（図3）．肺内病変か肺外病変かの診断にシルエットサインは重要である．つまり，血管気管支のぼやけがあれば，それは肺内であることを示している．

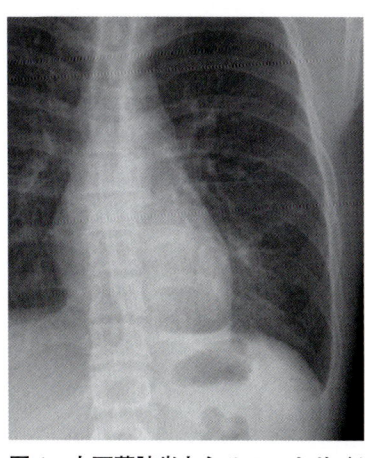

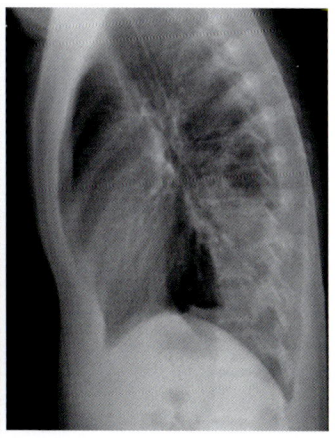

図1　左下葉肺炎とシルエットサイン．20歳，男性
下行大動脈の輪郭は消失（シルエットサイン陽性）．心臓の輪郭はよく描出されている（シルエットサイン陰性）．側面像では肺の後面から横隔膜の背側部分で輪郭が消失している．右の横隔膜面はよく境界されている．左の下葉内部の血管と気管支壁の輪郭も消失している．これもシルエットサイン陽性である．

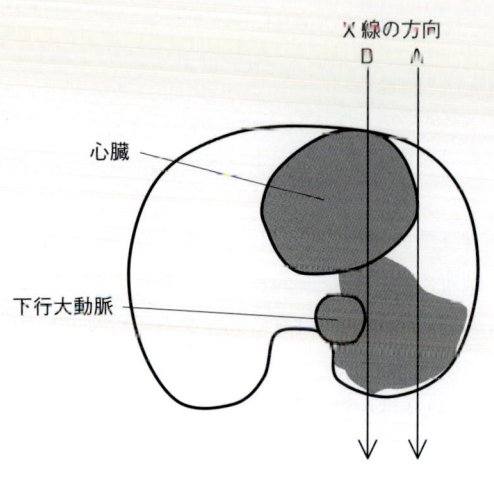

図2 シルエットサインの成立
心臓の左の輪郭は，肺の空気によってよく境界されている(A)．大動脈の左の輪郭は，肺炎に妨げられて境界されていない(B)．

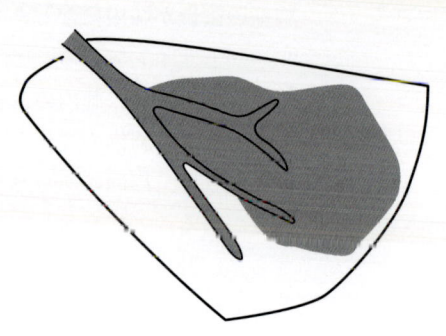

図3 肺内の構造にもシルエットサインは適応される

2) シルエットサインの適応

　　　　　シルエットサインについては心臓の輪郭が有名であるが，胸部X線写真が肺内の空気を造影剤として成立していることから，すべての肺内あるいは肺に接する構造物がその対象となることは容易に理解される．つまり，肺内にある肺血管や気管支は例外なくすべてシルエットサインの対象で，肺に隣接する心陰影，大動脈弓，下行大動脈左縁，上下大静脈や横隔膜，傍椎体組織といったものも当然シルエットサインの対象となる．
　胸部X線写真で常に見える正常構造を熟知していれば，それだけ多くの疾患を認識できることになる．

Key note　胸部X線写真で輪郭が見える条件

　X線写真でものが見えるには，
　　①空気に隣接していること
　　②その隣接面がX線の方向と平行
の2つの条件が必要である．

4 肺葉と葉間裂の知識

　肺は右が上・中・下葉の 3 葉に，左は上下の 2 葉に分かれる．肺葉は胸膜で互いに境界され，その境界線が葉間裂であり，1 本の極細の毛髪線 (hair line) として描出される．葉間裂は右に主葉間裂と上中葉間裂の 2 本，左に主葉間裂の 1 本が存在する．葉間裂の位置は容積増減の評価に必須である (図 4)．

　胸膜の厚さは極めて薄く，2 枚の臓側胸膜を重ねた葉間胸膜で厚さは 0.1 mm 以下である (図 5)．毛髪線が厚くなったものは葉間胸水あるいは胸膜直下のリンパ浮腫，胸膜播種やその他の炎症などを反映する．

　上中葉間裂は主葉間裂に比べて短いことから，minor fissure とも呼ばれる．正面像で 90% 以上の例で確認できるので，指標としての価値は高い．minor fissure が見えなければ，大きく上方あるいは下方に偏位していることが多い (図 6)．

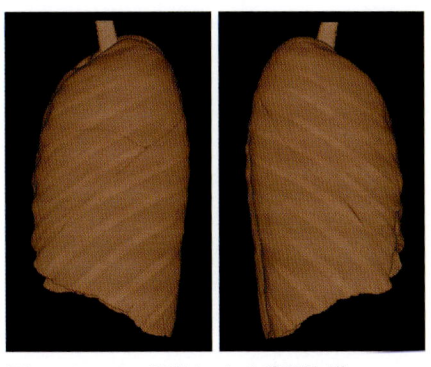

図 4　3D-CT 画像による葉間胸膜

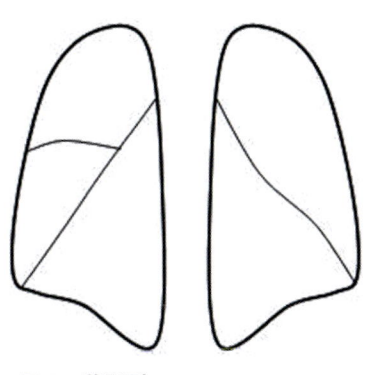

図 5　葉間裂
葉間は 0.1 mm 以下の極めて薄い臓側胸膜 2 枚分の厚さで示される．

a：S 字カーブであれば 2 本見える．まれに 3 本見えることもある．

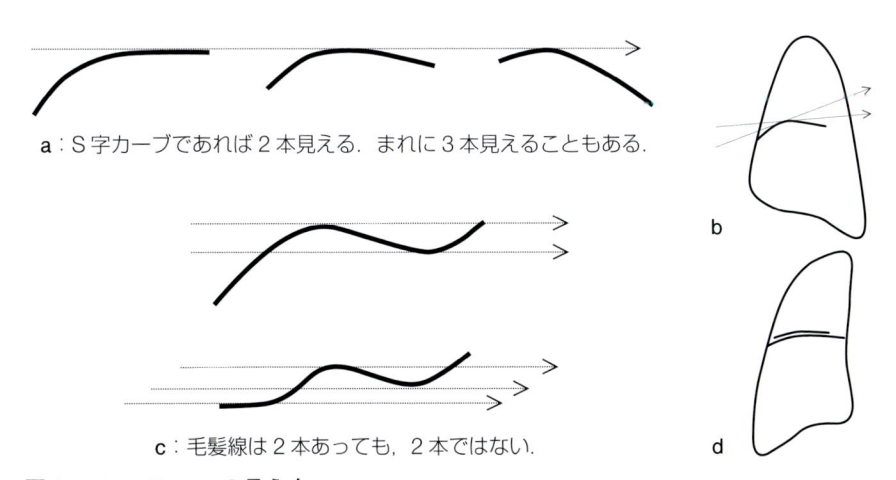

c：毛髪線は 2 本あっても，2 本ではない．

図 6　minor fissure の見え方
minor fissure は弯曲しているので，肺の中央にあれば，ほとんどいつも見えている (a, b)．
S 字に弯曲していれば 2 本見えるのも不思議ではなく，まれに 3 本見えることもある (c, d)．

主葉間裂(major fissure)は側面像で見えるが，正面像では見えない．よく観察すると，上肺野外側に小さな三角形の淡い陰影として認められる．これは下葉の上外側の輪郭辺縁を見ている（図7）．

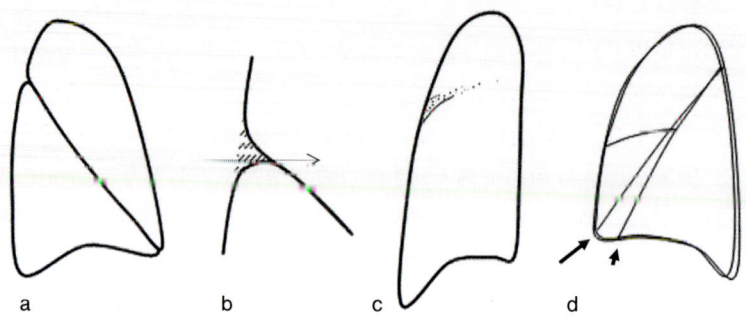

図7 主葉間裂の構造
左肺の側面像で，major fissure は背側上方から腹側下方に斜走する(**a**)．major fissure の上端を拡大すると，下葉の先端部分は鈍角になっている(**b**)．そのために正面像でも上肺野の外側にやや横に長い三角形に見えることがある(**c**)．左右の肺の側面像を同時に示したのが **d** である．右の major fissure（短い矢印）は中葉のある分だけ後退する．左の major fissure はやや腹側にある（長い矢印）．

> **Key note** 不完全分葉と過剰分葉
>
> 肺の葉間には多くの変異がある．不完全分葉や過剰分葉である．不完全分葉は肺葉が融合して胸膜のない場合や，一部のみが分葉されるなど多彩であり，外科的な肺葉切除を行う場合には重要である．一方，過剰分葉は余分な分葉であり，S6 や S7，S10 などにみられる．
>
> 正面像で最もよく見える葉間裂が，右肺の中央を横切る上中葉間裂(minor fissure＝葉間小裂)である．これが見えない場合，この上中葉間裂が上下方向に偏位していることが多い．上方偏位は上葉の容積減少を，下方偏位は中葉あるいは下葉の容積減少を示す．

Essay ② 空気を読む

"あいつは空気を読めない！"という表現がある．特定の相手またはあるグループの意思や感覚を共有できない，あるいは，共有しようとしないという意味で使われる．現代社会ではKYと略して，あまりいい意味には使われないことが多いようである．

面白いことには，これと全く無関係に，極めて物理的に"空気を読む"作業が胸部単純X線診断である．心臓や横隔膜といっても実は見ているものは全部空気，つまり，心臓や横隔膜に限りなく近接する肺の空気や気管支内腔の空気を見ている．もちろん，体外やお腹にも空気があるが，それらを含めてほぼ空気の診断である．つまり，このことから2つのことが明らかになる．1つは，心臓といっても心臓みたいに見えるにすぎなかったり，横隔膜と思っても違う場合があることを認識することである．2つ目は，空気で輪郭されて臓器が見えるので，診断に際しては，どの臓器のどの部が空気に隣接するかという空気輪郭の画像解剖の知識が必要になる．単に"空気を読む"のではなく，"空気しか読めない"状況にあることを十分に自覚しなければ，胸部の単純X線写真を読めるようにはならない．

5　肺血管の知識

1）肺動脈の解剖

　右室流出路である肺動脈幹は縦隔の最も腹側で大動脈と交叉するように上行した後，右主肺動脈は水平方向に右主気管支の腹側を通り，中間気管支幹の外側を下行する．左主肺動脈は後方に分岐し，左主気管支を乗り越えて，下葉気管支の外側を下行する．つまり，左右の肺動脈は，左がわずかに高く，右主肺動脈は右主気管支に重なるが，左は常に左主気管支の上まで突出する（図8）．

　右肺動脈はその後下行して，下行肺動脈となると中間気管支幹の外側を通る．左の下行肺動脈も同様である．いずれも気管支の外側を肺動脈が走る．

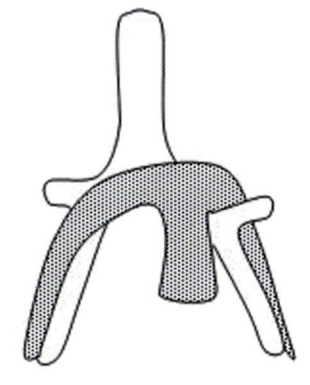

図8　肺動脈の解剖

2）肺静脈の解剖

　肺静脈は左右とも上中下の3本ずつで，それぞれ心膜を貫いて左房に入る．動脈の位置からおよそ3〜5cmも尾側にある．つまり，その流入部は低い．また動脈と静脈の走行は互いに交叉するように異なっている（図9）．

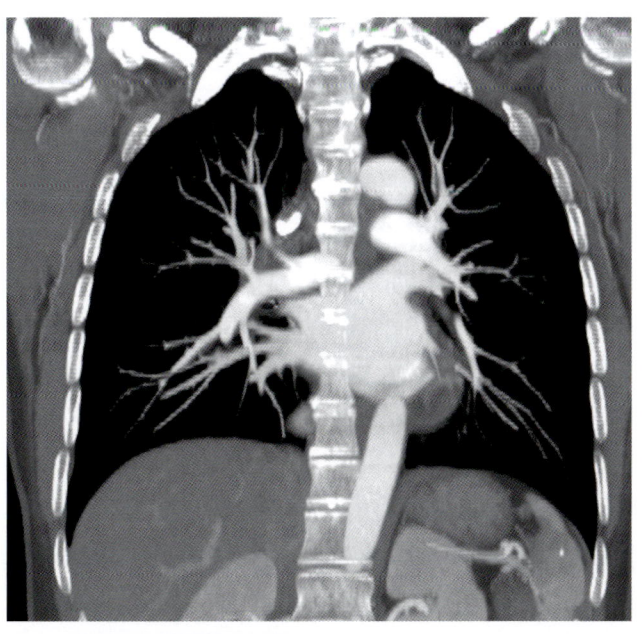

図9　肺動脈と肺静脈の位置

3) 走行でわかる肺血管の区域

①両上葉の A3b と B3b（図 10）

B3b は minor fissure の 1〜2 cm 上方で右上葉気管支の分岐レベル近くにその断面像が輪切り像として見える．その内側に並んで動脈の断面 A3b が丸く見える．

上葉でまっすぐ前に伸びる S3 の気管支と動脈である．

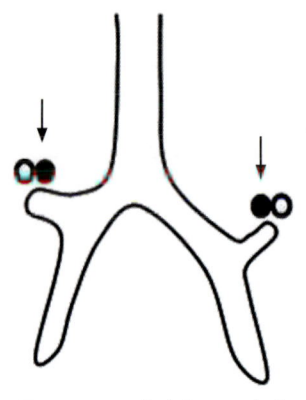

図 10　B3b（○）と A3b（●）

②左 A5（図 11）

左舌区の気管支血管は，上葉気管支が上区枝を出した後，心の輪郭に平行に下行する．これが A5 である．

よく見れば内側に気管支も確認できる．

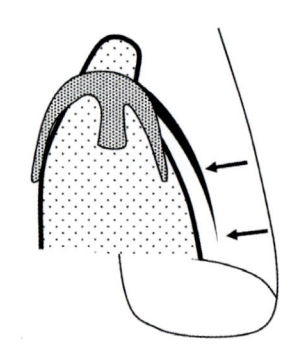

図 11　A4＋5

③両側 A10（図 12）

横隔膜の頂点より下にまっすぐ伸びるのは下葉の最も内側の枝の A10 である．

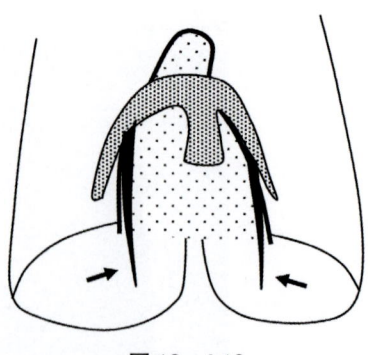

図 12　A10

上記の 3 つの構造は常に確認できるので重要な指標である．そのほかに B6c や B1b なども確認できるが，いつも確認できるとは限らない．

6 肺内の基本要素としての気管支の知識

　肺葉ごと，あるいは肺区域ごとの大きさと拡がりの評価のためには，本来あるべき肺葉や肺区域の位置と分布を知っておく必要がある．ここでは，肺の容積減少の指標となる解剖を概説する．

1）まずは各肺葉の気管支の走行を認識する

　気管はおおむねまっすぐであるが，下部は大動脈弓によって程度の差はあれ，左から押される．右主気管支は短く横方向，左は斜め下方向に長い．左右の上葉気管支の分岐の高さを比べると，左は肺動脈が乗り越える分だけ低い（図13）．
　これら主気管支および上葉気管支の位置から，偏位の方向と程度を推定する．これは上葉，下葉の無気肺の診断に有効である．

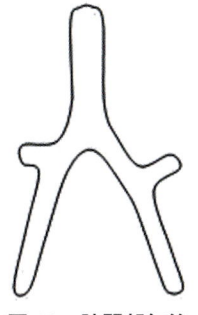

図13　肺門部気管支の解剖

> **Key note** 肺の容積減少と含気不良
>
> 　肺の容積減少は肺の体積についての表現であり，含気の減少とは肺内の空気量の減少なので，両者は異なった概念である．肺の含気の減少は常に容積減少を伴い，無気肺はその代表である．大葉性肺炎では，強い炎症細胞浸潤のため含気は消失しても容積はかえって増えたりすることがある．肺が萎縮して小さくても空気の出入りが保たれることもある．

2）肺葉と肺区域の解剖

　右肺は上中下葉の3葉，左肺は上下葉の2葉からなる．
　右上葉はS1, 2, 3の3区域，右中葉はS4, 5の2区域，下葉はS6, 7, 8, 9, 10の5区域からなる．
　左上葉は上区のS1+2, 3の2区域と，舌区のS4, 5の2区域，下葉はS7を除いたS6, 8, 9, 10の4区域からなる．つまり，右は10区域で左は8区域に分けられる．左は2区域少ない．
　気管支の解剖をみると，右主気管支は短く水平方向に分岐し，左主気管支は斜め下方に分岐し長い．右上葉支は右主気管支の延長上にあり，中葉と下葉気管支の共通幹である中間気管支幹を形成し，B6, B4+5, B8, 9, 10の底幹につながっている．

3) ブロンコ体操

　肺の区域解剖は番号で覚える．この順番は自分の身体で覚えるのが一番の近道である．教科書で覚えるよりも，記憶の定着度が高いはずだ．
　まずは気管支鏡の末端になったつもりで自分の身体に入っていく．喉から気管の中に入っていくと，左右の分岐が見えてくる．右に入っていくと徐々に反転して，まっすぐ上に向かって2番，背側に向かって2番，前方に3番という具合に，である．
　右肺と左肺を別々に1番から10番まで順を追って確認してみよう．すべて頭側方向を先頭にいつも時計回り方向で順番が決まっている．

①**右肺区域**
（1から10まで計10個の区域で構成される）

②**左肺区域**
（右に比べると，1と2が一緒で7がないので計8区域）

1　右上葉肺尖区

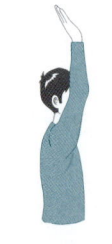

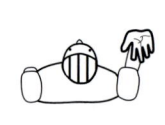

1+2　左上葉肺尖・後区

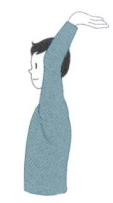

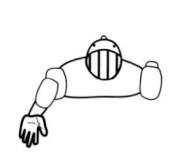

2　右上葉後区

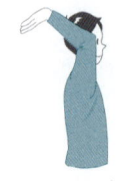

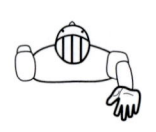

3　右上葉前区

3　左上葉前区

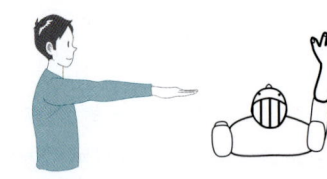

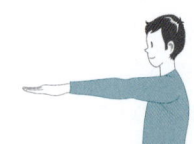

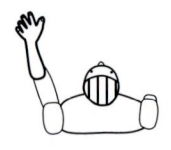

4　右中葉外側区

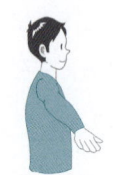

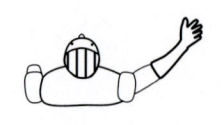

4　舌区上区

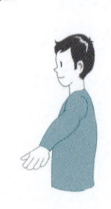

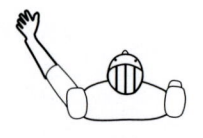

50　Ⅲ　肺を診断するための基礎を固める

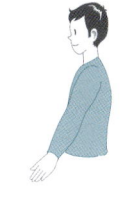

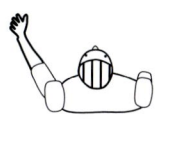

5　右中葉内側区　　　　　　　　　　5　舌区下区

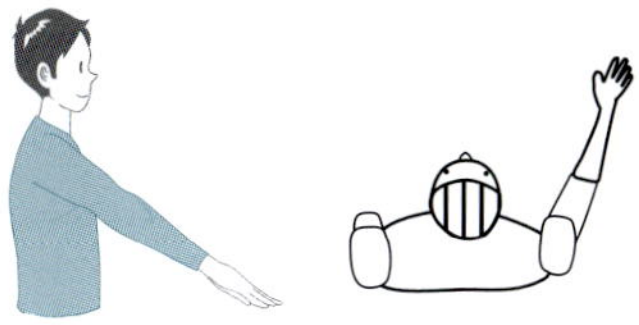

6　右下葉上区 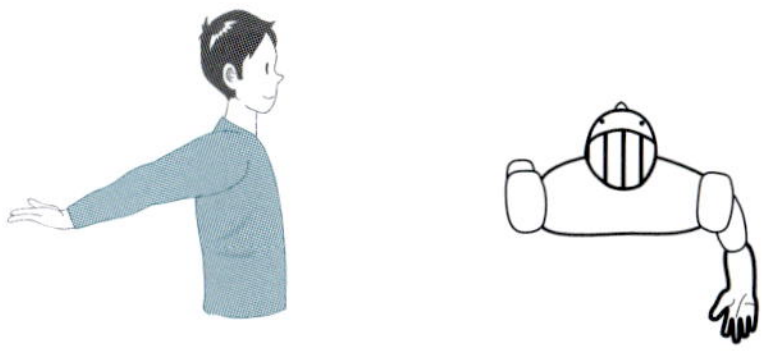　　　　　　　　　　　6　左下葉上区

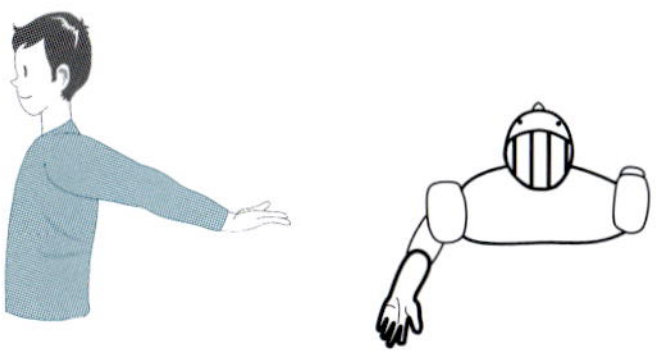

7　右下葉心臓区

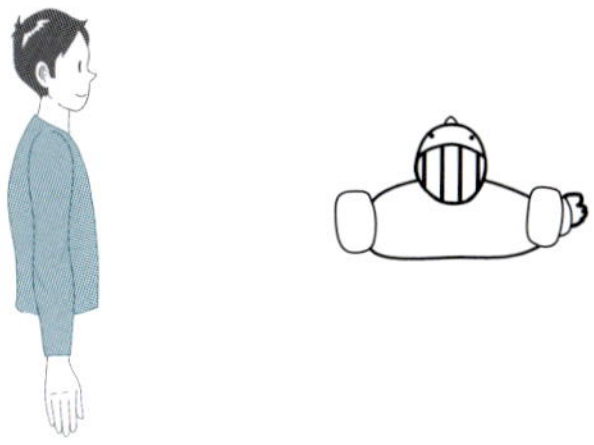

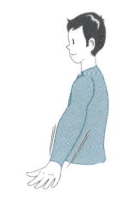

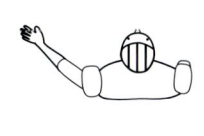

8　右下葉外側前区 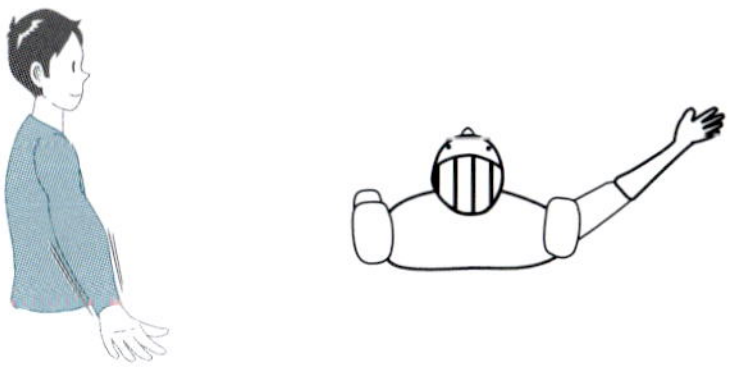　　　　　　　　　8　左下葉外側前区

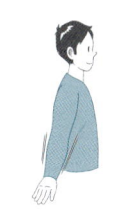

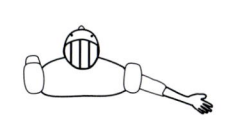

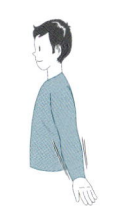

9　右下葉外側後区　　　　　　　　　9　左下葉外側後区

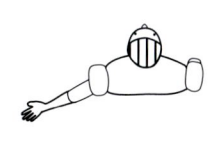

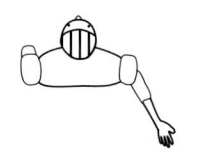

10　右下葉後区　　　　　　　　　　10　左下葉後区

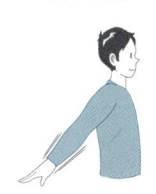

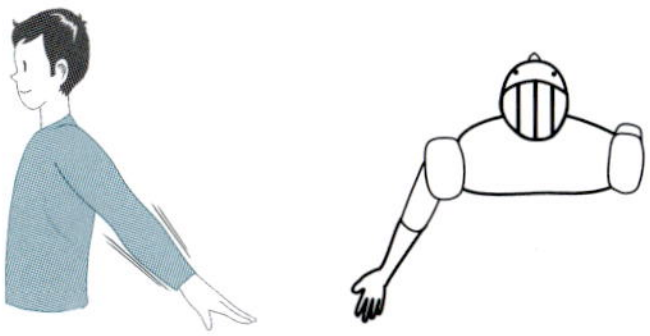

IV

肺炎による局在診断の演習

本章に挙げるほとんどの症例は肺炎です．章の前半に提示した症例では，異常を見つけるのはそれほど難しくないと思います．
　解剖学的にどの肺葉，あるいはどの肺区域に病変があるか考えてみましょう．

症例 1　38歳，女性

Question　右肺に異常があります．その局在は，前？　それとも後？　どちらでしょう．

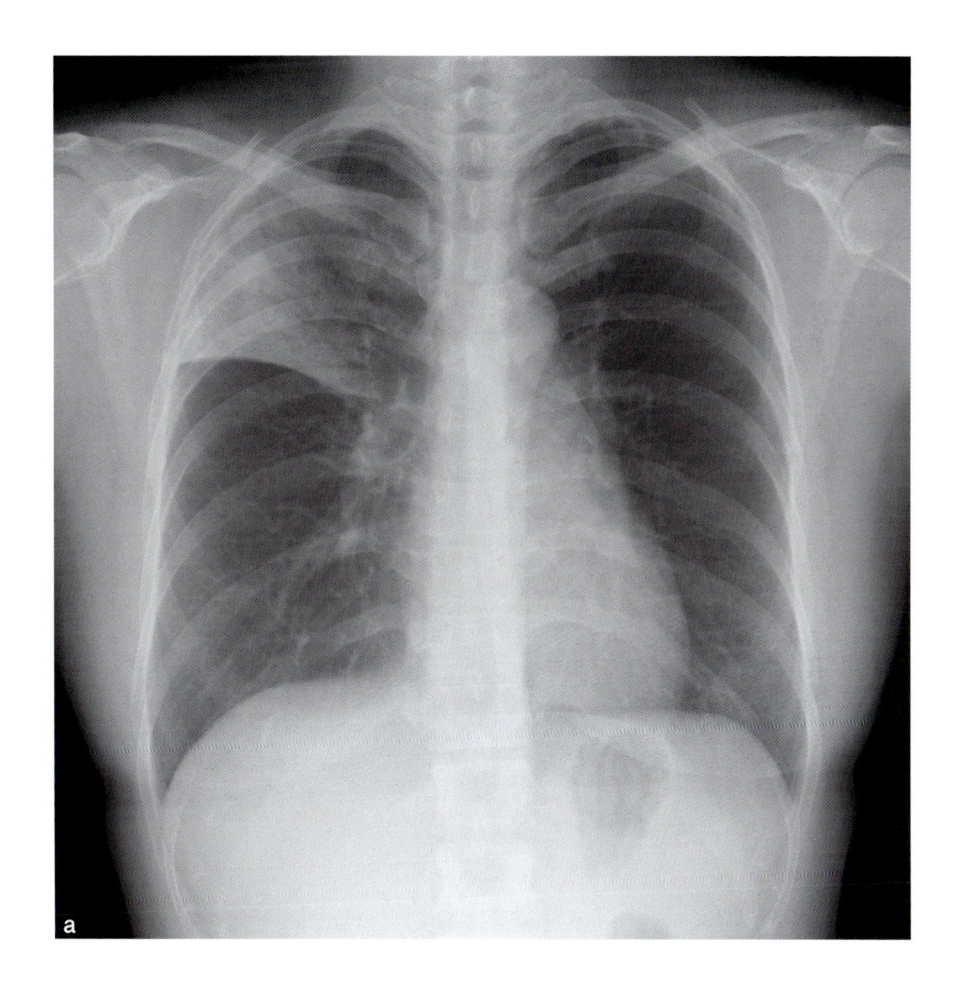

Explanation

　右上肺野に比較的淡い均一な陰影がある．内側で透過性が高く，外側で透過性が低くなっている．病変の中央で気管支の内腔が途切れがちに樹枝状構造として見えている．いわゆる air bronchogram sign である．肺尖部は clear で，下方で透過性は低下し，病変の下縁は弧状に明瞭に境界される．上葉と中葉の境界線（minor fissure）である．よく見ると境界線が2本あり，やや波打っている．病変は右上葉の腹側，右上葉 S3 を主体としている．B3b の壁が見えること，minor fissure の内側部の境界がはっきりしなくなることから，内側の S3b 病変は比較的少なく S3a 優位であることがわかる．肺区域にほぼ一致した分布を示し，融合傾向があることは炎症細胞浸潤が激しいことを示している．細菌性肺炎である．

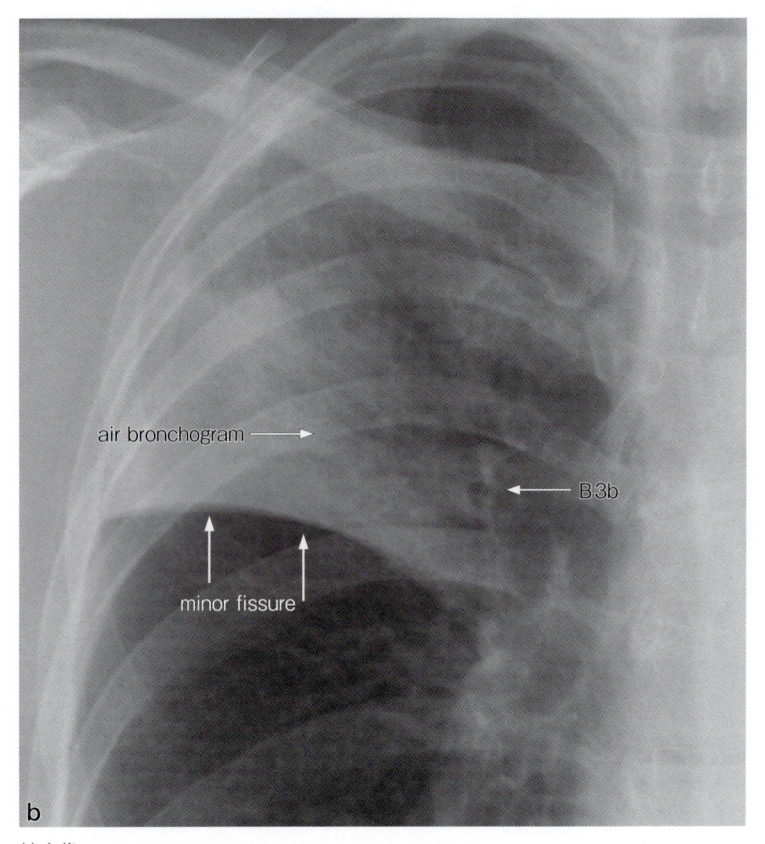

拡大像

Answer　右上葉 S3 肺炎

> **Key note** air bronchogram sign
>
> 　気管支内腔に空気が存在するのはごく自然なので，このサインは，気管支内腔に air があることを示すのではなく，気管支壁の外周の輪郭が消失することと理解すべきである．気管支内腔の空気のみが浮き出て見えれば，完全な air bronchogram sign となる．

症例 2　19歳，男性

Question　病変の場所は前ですか？　それとも後ろでしょうか？

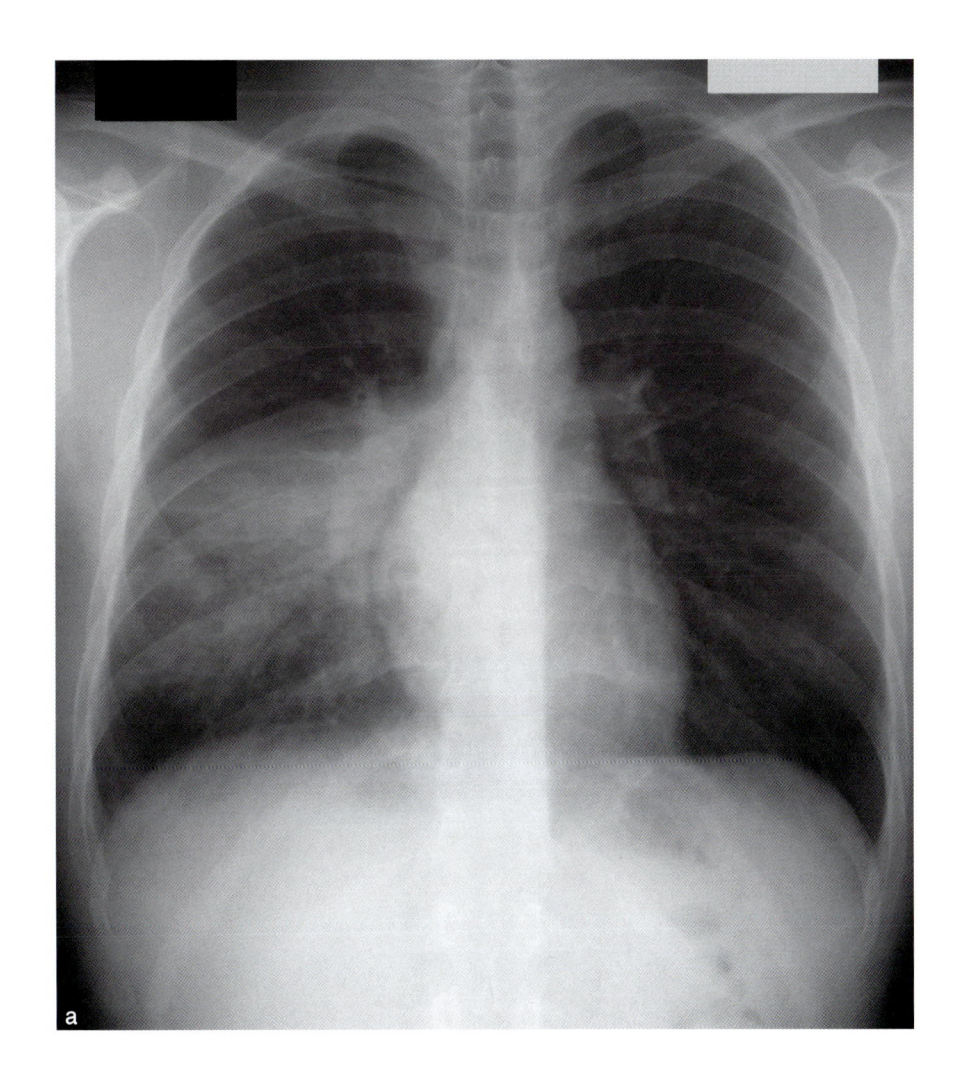

症例2

Explanation

　右中肺野から下肺野にかけて淡い陰影が拡がっている．頭側内側で濃く，外側で薄い．内部にある血管気管支はよく見えるものと見えないものが混在している．心の輪郭はよく保たれている．病変は心の裏側に入り込んでいて，azygoesophageal line の上部は見えない．病変の上部はゆるやかなグラデーションを示し，球面を斜めに見るようである．B3 の気管支壁は厚め（白矢印）であるが，周囲の含気は良好．その下に水平方向に走る線が見える．これが minor fissure である（矢頭）．この minor fissure の上下の肺の含気は良好であるが，内側で下部の肺が均一に白くなっている．横隔膜の下の肺はおおむね clear であるが，内側に斑状の淡い浸潤影がある（黒矢印）．右の costophrenic angle を見ると，ごく少量の胸水がある．病変は S6 主体で，右中葉 S5 の上部や，S9 や S10 の一部にも肺炎が及んでいると考えられる．

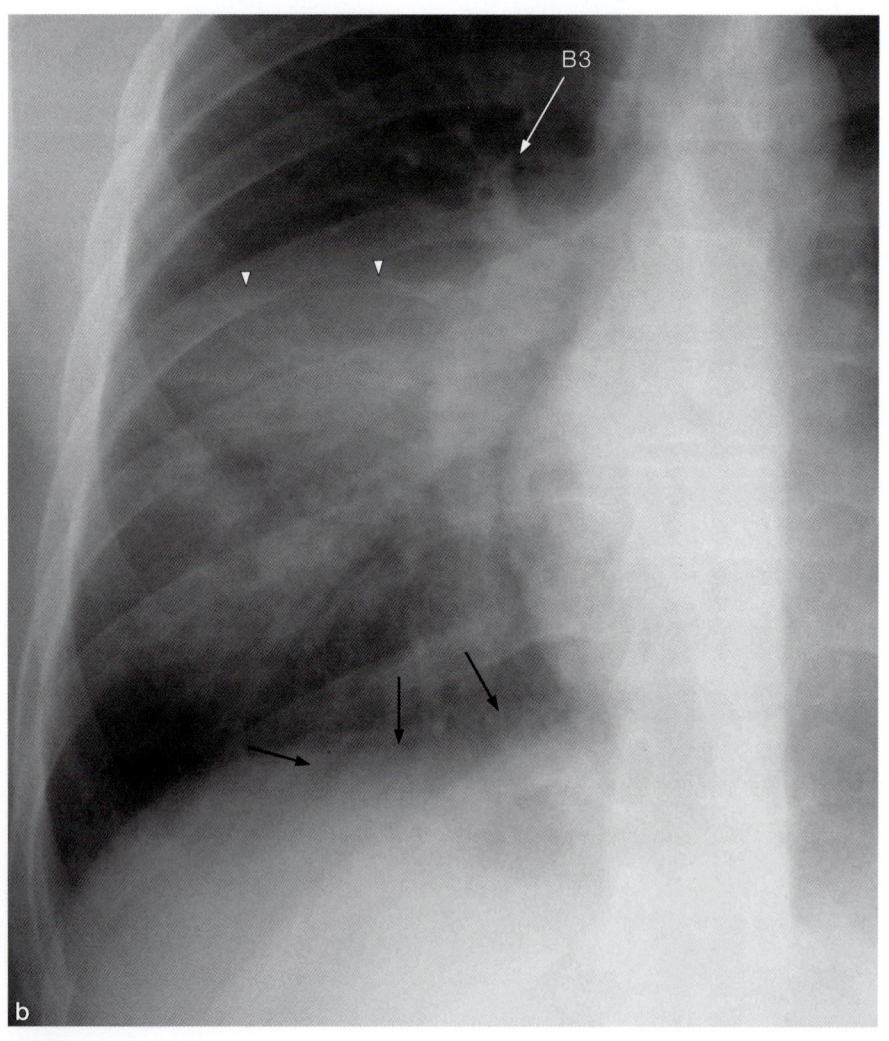

拡大像

Answer　右下葉 S6 肺炎

症例3　10歳，男性

Question　病変の場所を肺の区域で答えられますか？

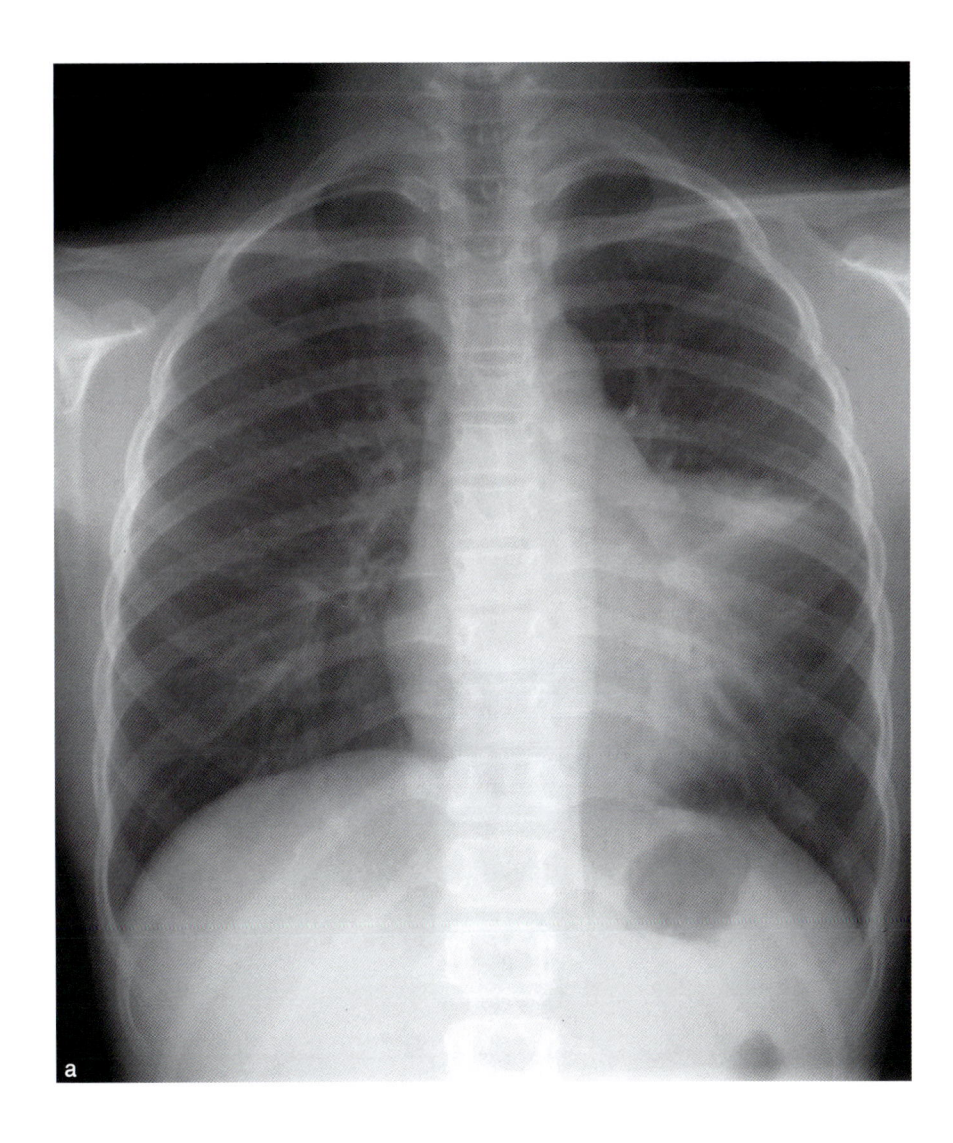

a

Explanation

　左中肺野に濃縮陰影(consolidation)がある．肺門近くの陰影が濃く，外側下方がぼやけている．その上縁はかなり明瞭であるが，ややでこぼこしている(矢印)．心の左の輪郭はこの陰影に一致して下のほうまでずっと見えない．心の左外縁に沿ってほぼ全長にわたって病変があることがわかる．心の裏にある左下葉の血管は確認できるが，やや太く見え，気管支壁は厚めでその内腔もよく見えないので，下葉の気管支に沿った炎症の存在も示唆される．通常，左上葉気管支は分岐直後に上区と舌区に分かれ，舌区の気管支や肺動脈は心の輪郭とほぼ平行に下行する(Ⅲ 4 を参照)．その舌区の気管支血管は陰影の中に完全に消えている．また左のcostophrenic angle を見ると，ごく少量の胸水がある．病変は舌区 S4, 5 で，左下葉の気管支血管に沿っても軽い浸潤が存在すると考えられる．

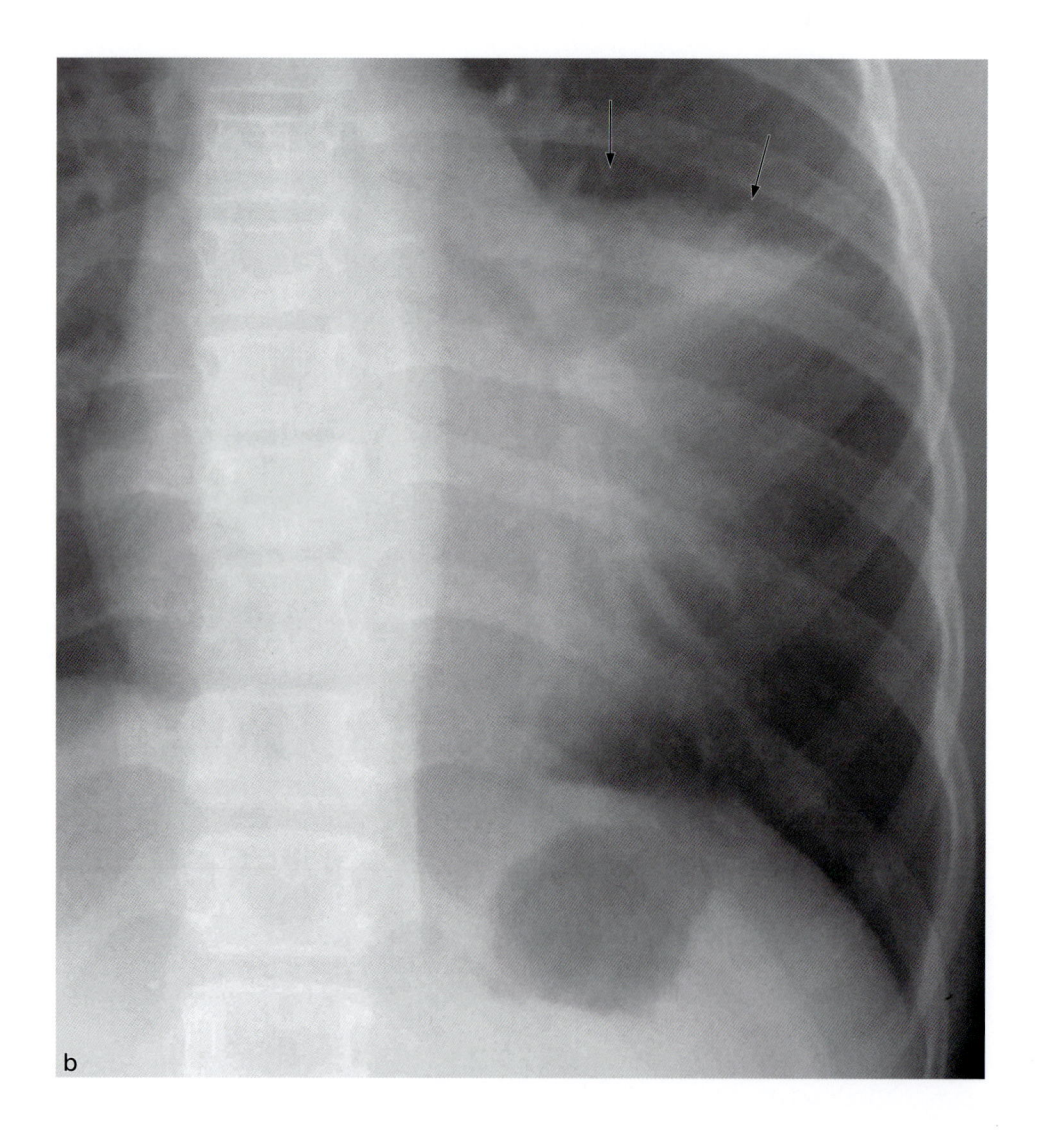

Answer　左舌区 S4, 5 肺炎

症例 4 40 歳，男性

Question　病変を見つけるのが少々難しいかもしれません．まずは見つけてください．また，その区域は？

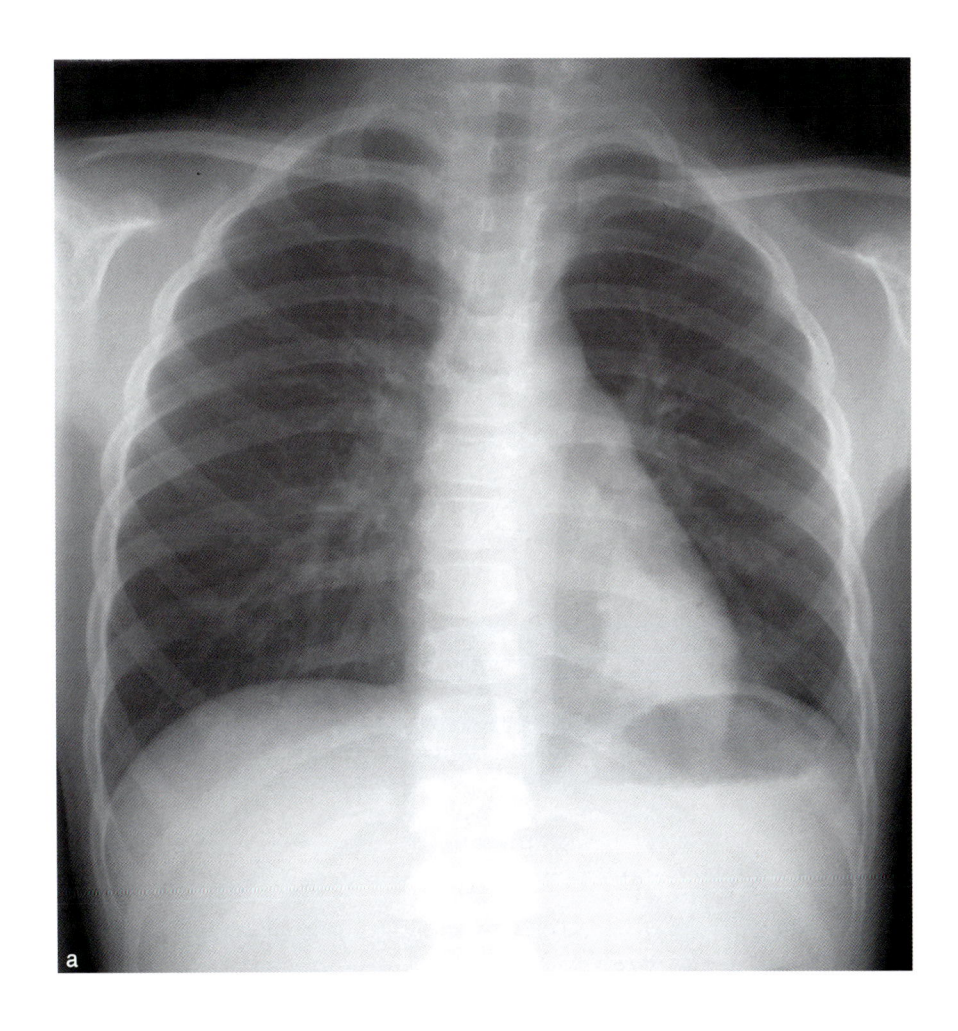

Explanation

ぼやっとしていると見落としてしまいそうになるが，心に重なって5cmを超える腫瘤状の陰影がある．周囲は不明瞭ででこぼこし，内部の濃度は濃い．尾側方向にやや長く胃泡に重なるように舌状に伸びている．横隔膜の頂上はこの部に一致してきれいに消えている（矢印）．このやや縦長の形から病変は区域性分布をしていることがわかる．心や下行大動脈の輪郭は保たれている．左のcostophrenic angleは比較的clearである．

左肺野の後方にあることから，左下葉の病変である．また，左下葉の内側と外側はともにclearであり，左下葉の中央に位置するS9からS10の外側(S10b)にかけての病変であることがわかる．

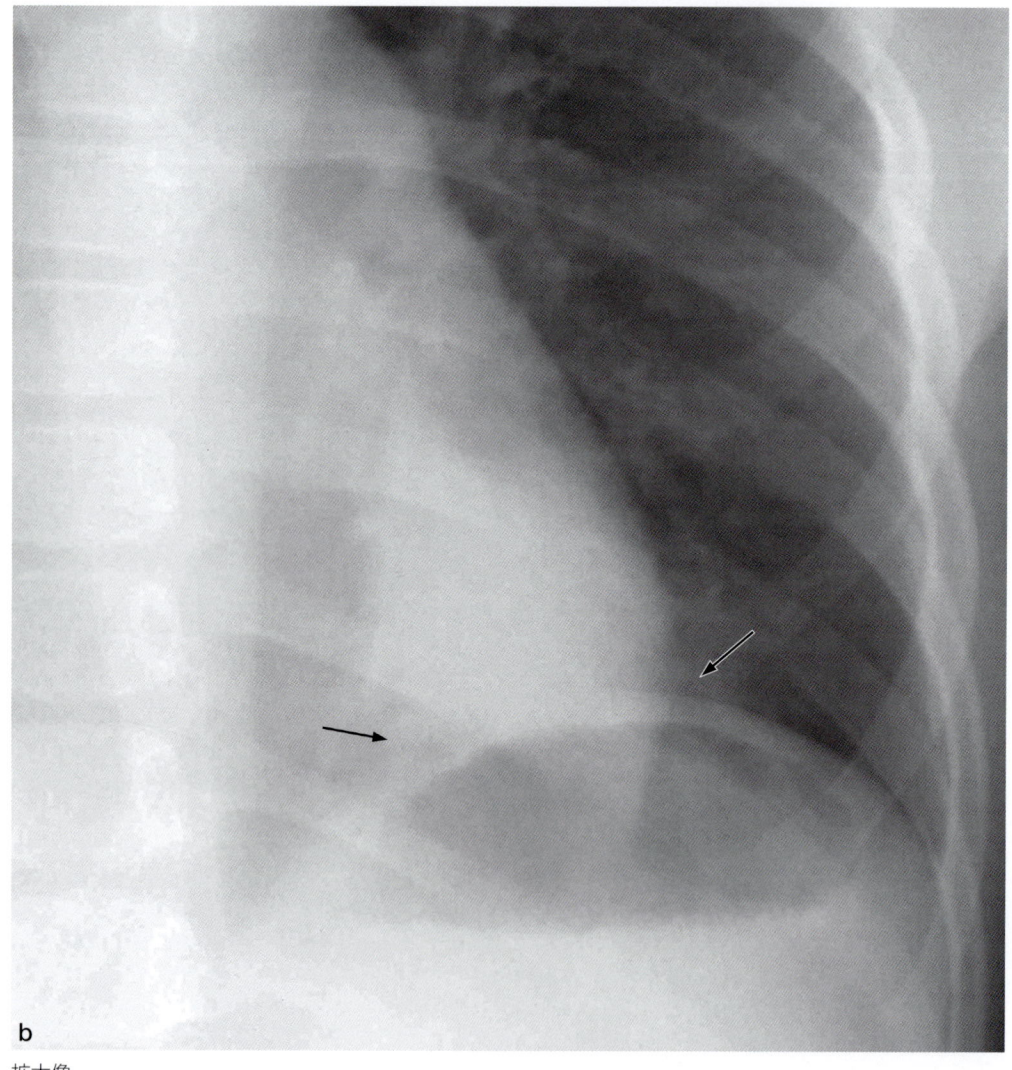

b
拡大像

Answer 左下葉 S9 肺炎（ただし，S10の外側にも病変は及ぶ）

症例 5　28歳，女性

Question　これも異常を見つけるのがやや難しいかもしれません．慣れると容易なのですが．

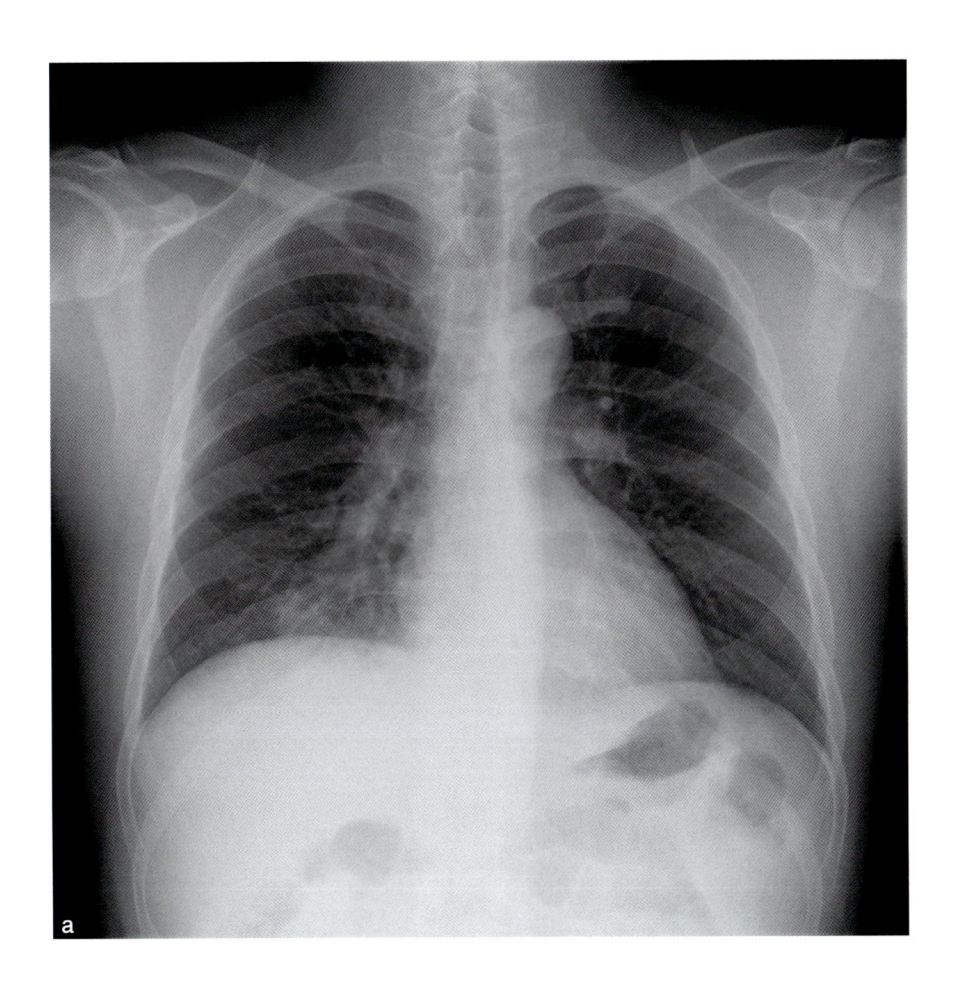

Ⅳ　肺炎による局在診断の演習

a

Explanation

　右の下肺野の横隔膜のレベルにぼやけた陰影があるのに気づくであろうか．その部の肺血管が微妙にぼやけて見えなくなっている．横隔膜頂上の輪郭はほぼ保たれている．また，右心縁は比較的よく保たれている．横隔膜下の肺に注目すると，雲のようなぼうっとした陰影がさらに拡がっている．背側のcostophrenic sulcus，つまり下葉の背側最下縁の下方へ凸のゆるやかな弧は失われている．右下肺野内側で横隔膜面から下に伸びる血管はA10で，その輪郭は確認できない（b）．これらの所見は肺炎治療後の画像（c）と比べることでより明らかとなる．側面像（d）は，右から左方向に撮影しているので，右の横隔膜面のほうが高く投影されている．右の横隔膜面の背側の輪郭が消えている．右S10の肺炎である．ただしS9にも少しかかっているかもしれない．

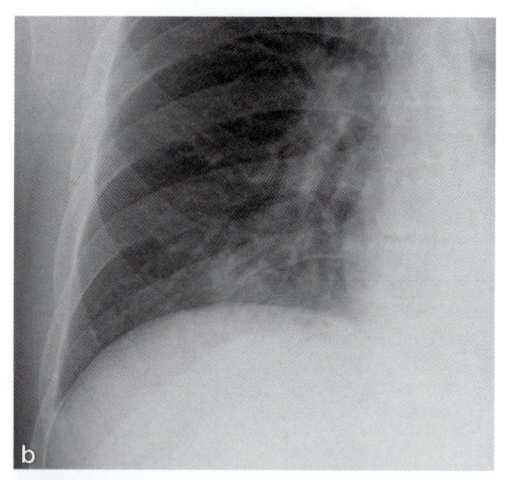

b 拡大像

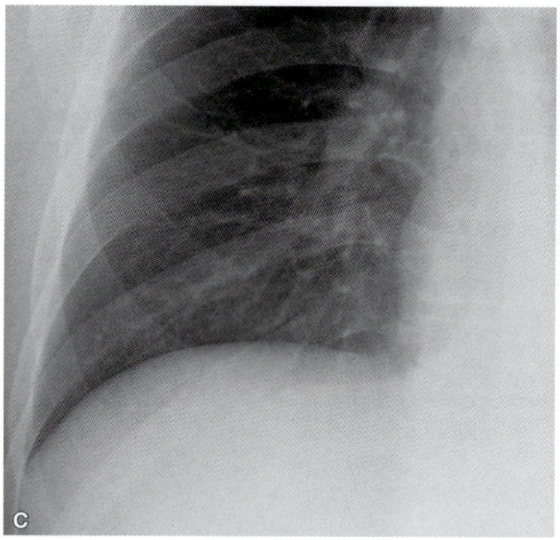

c コントロール

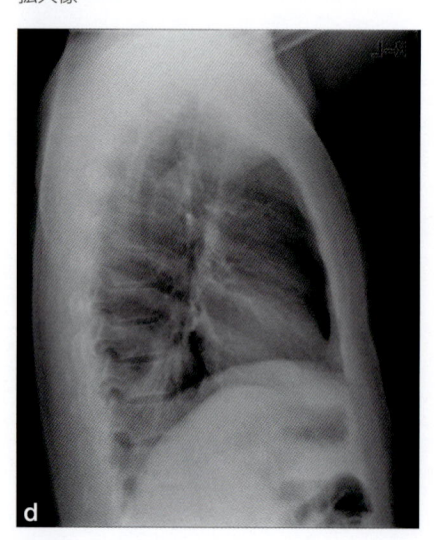

d 側面像

Answer　右下葉S10肺炎

症例6　69歳，男性

Question　病変の指摘は簡単ではありません．見えるべき構造物を確認してみましょう．

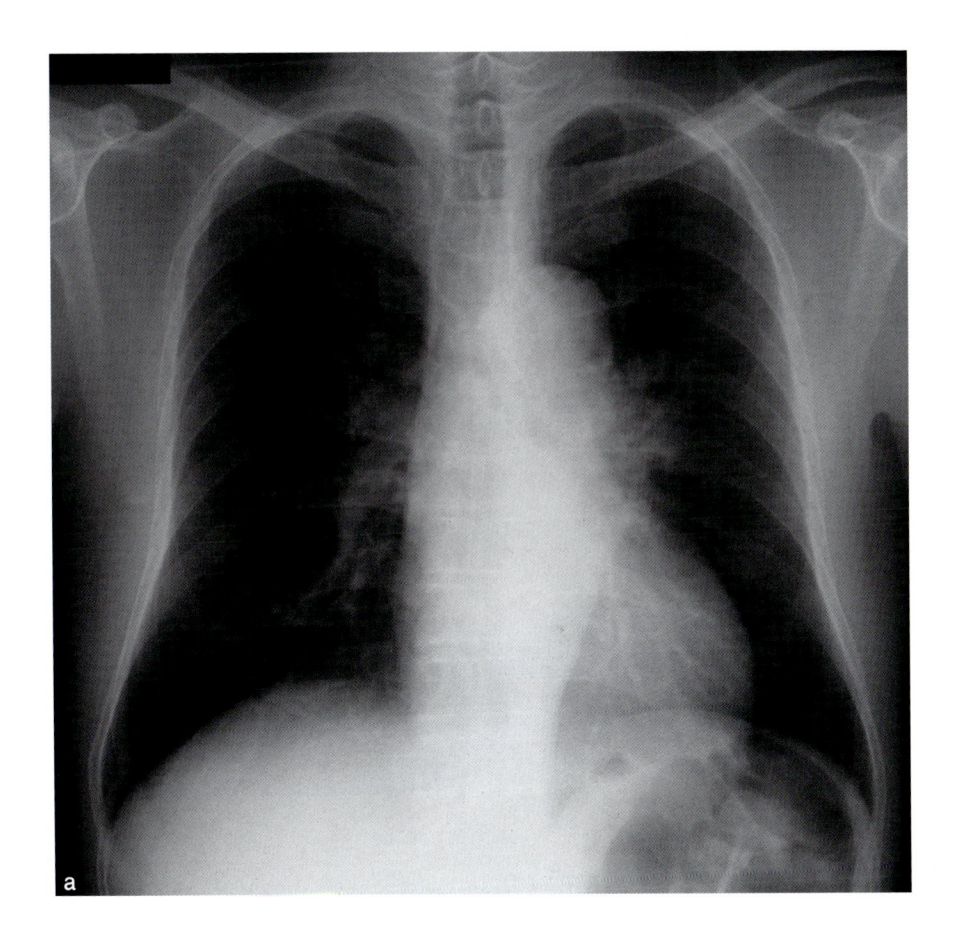

a

Explanation

　左肺門上部に重なるように腫瘤状の陰影がある．辺縁はでこぼこで不明瞭．中枢の肺血管に連続するように見える．心の左の輪郭はよく見えている．肺動脈の基部も見えている．上行大動脈の左縁から大動脈弓までは追跡できるが，下行大動脈に移行してすぐに見えなくなり，尾側で再び見えている(b)．これらの変化はコントロールの画像(c)と比較してみるとよく理解できる．下行大動脈の上部から中部にかけて肺門周囲に外側に膨らんで見えるのが病変で，肺の背側に生じた変化である．心の輪郭に沿って平行に走る舌区の血管も心左縁と同様によく保たれている．

　CTではS6に限局した密度の濃い肺炎であり，air bronchogram signもよく描出されている(d).

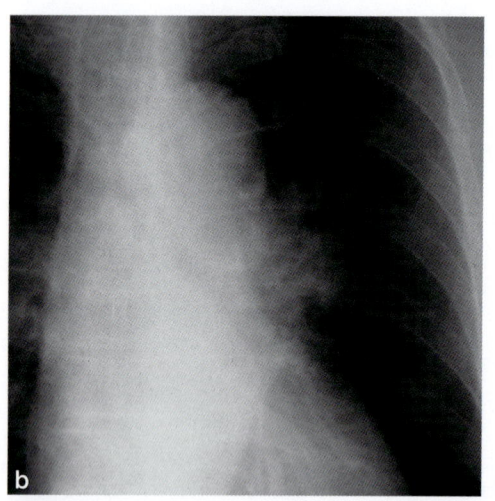

拡大像

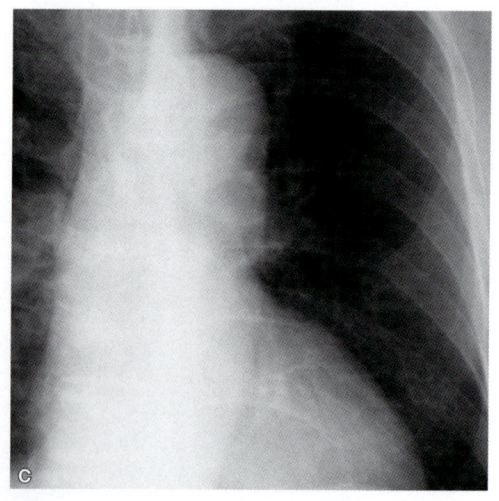

コントロール

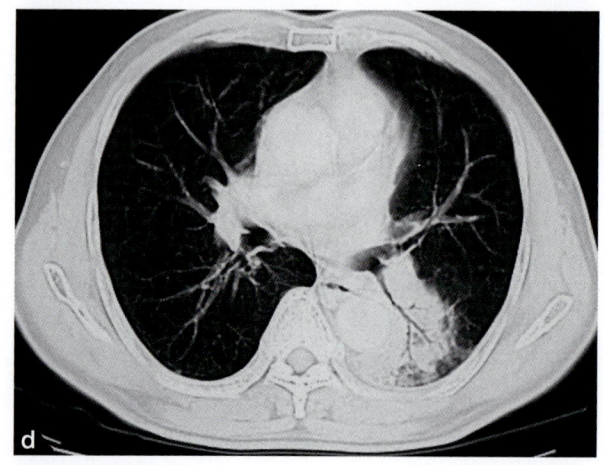

CT

Answer　左下葉S6肺炎

Ⅳ　肺炎による局在診断の演習

症例7　7歳，男性

Question　肺の影を探すことも重要ですが，輪郭のぼやけにも注目してください．

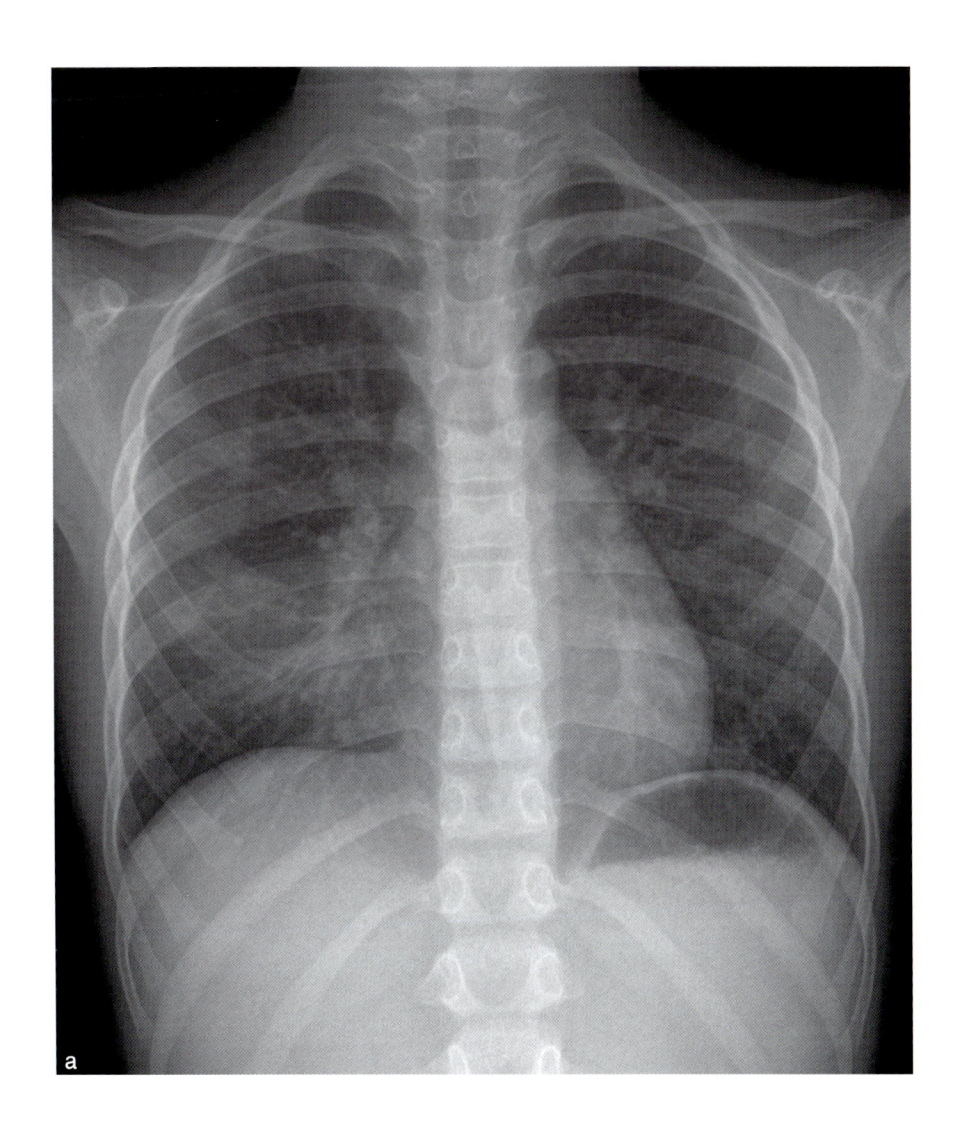

a

Explanation

右心の輪郭がすべてぼやけている(b 矢頭). 浸潤影が右下肺内側にあることがわかる(b). 右下肺野の外側は clear で横隔膜の輪郭は保たれている. minor fissure は見えないので, 上下どちらかに大きく偏位していることがわかる. この場合, 右上葉気管支を追跡すると, B3 が下斜め外側方向に降りてきているのがわかる(b 白矢印). 内側にある小さな気管支の輪切りは B6 のもので, 壁が厚くなっている(b 黒矢印). 右中葉の病変が主体である.

側面像を見ると, 右中葉に楔状の濃い陰影が consolidation として心に重なった位置にある(c). 前後の輪郭はともに平滑で, 中葉の容積減少を伴う肺炎である. その他, 下葉の中枢側の気管支壁も肥厚している. また, 右下葉の内側縁も上部で見えづらくなっており, 気管支周囲の炎症は下葉にも広範囲にあることがわかる.

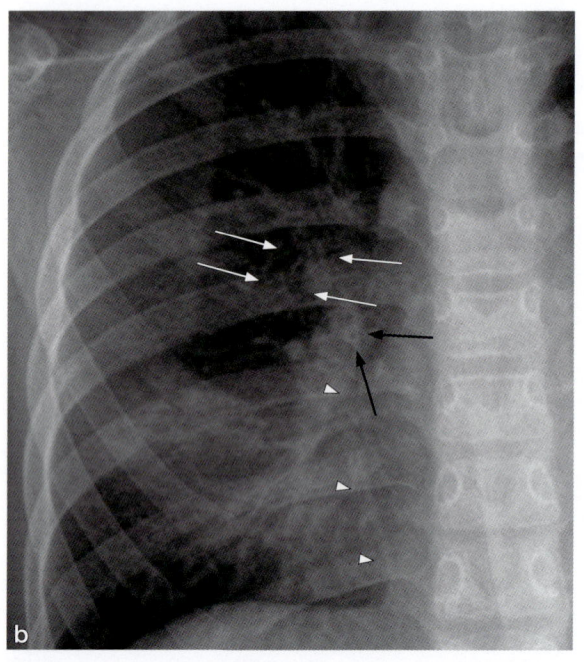

拡大像. 白矢印：B3b, 黒矢印：B6, 矢頭：右心陰影のぼやけ　　側面像

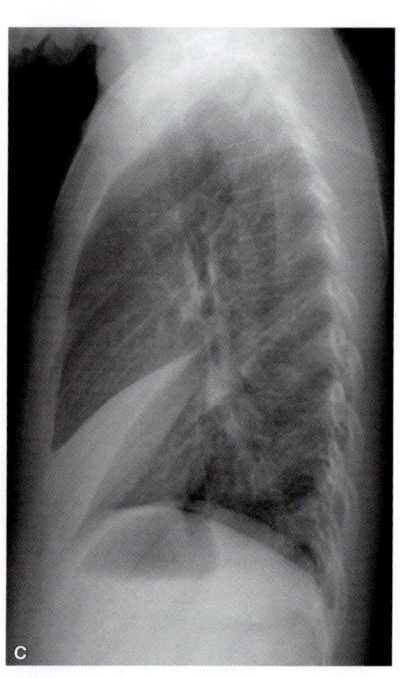

Answer　右中葉の肺炎

| 症例8 | 42歳，女性 |

Question　病変は小さいですが，見つけて，その肺区域を答えてください．

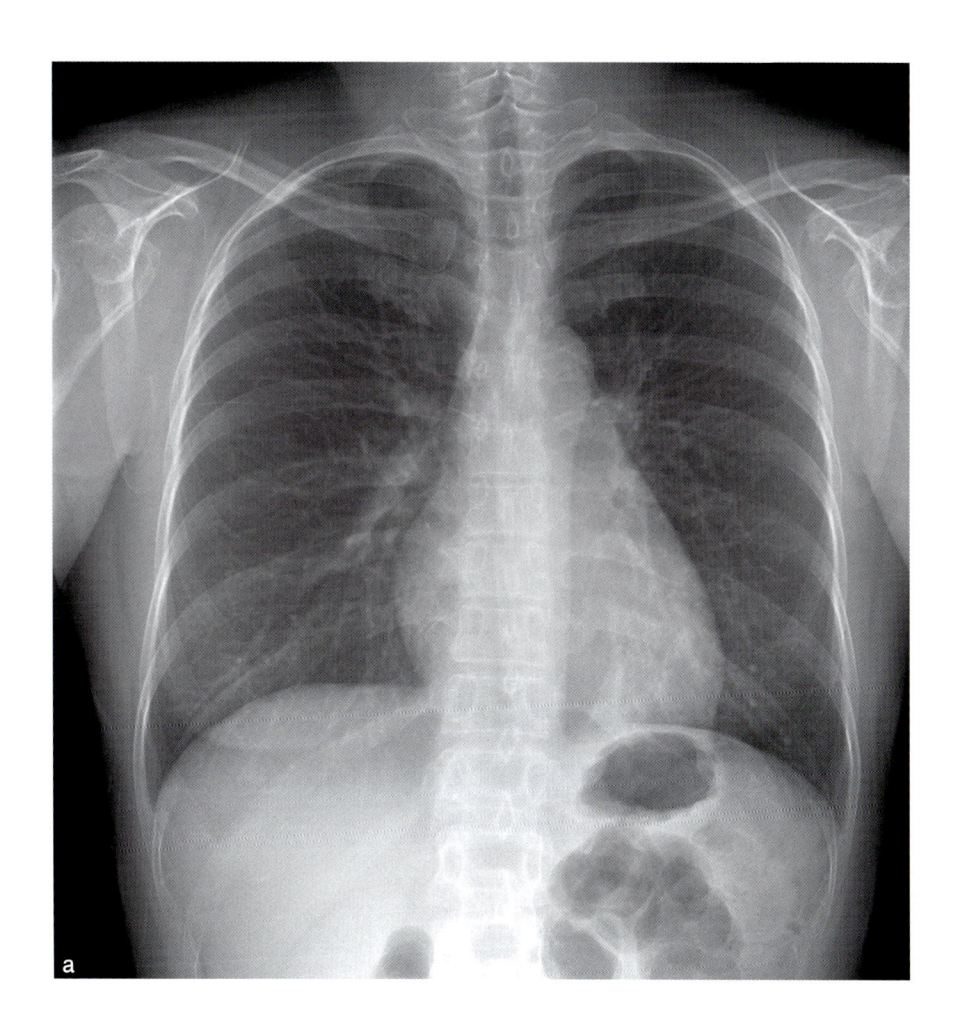

Ⅳ　肺炎による局在診断の演習

Explanation

左下肺の内側に楔状に拡がる 2 cm 程度の斑状陰影がある．この部の血管の輪郭はぼやけ，周囲の気管支にも壁の肥厚が見られる(b)．側面像では左横隔膜背側部のぼやけがわずかに見られる(c 矢印)．また，その上部に，かなり微妙ではあるが，淡い陰影が見られる(c 矢頭)．側面像では下肺野の背側の透過性が高いのが原則である．

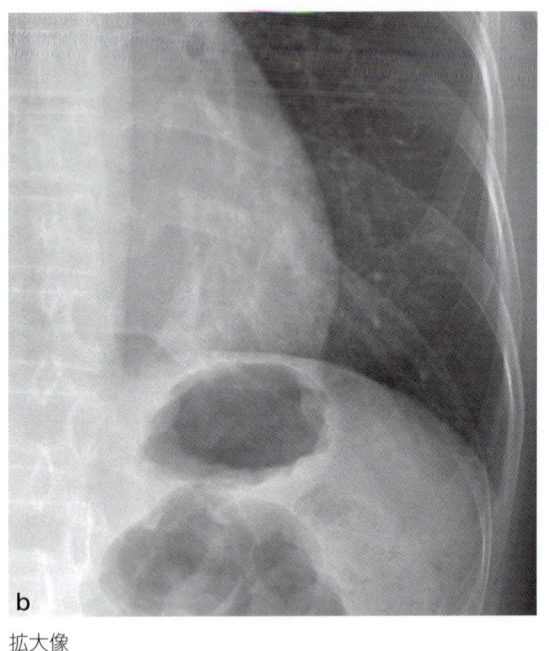

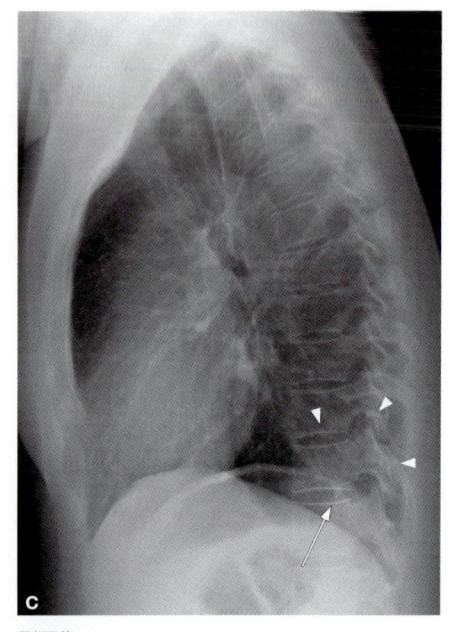

b 拡大像

c 側面像

Answer 左下葉 S10 肺炎

Key note 側面像の見方

側面では，心臓をはさんで前上部の肺の三角と後下部の三角が大きな蝶ネクタイ様に透過性の高い領域を形成する(太い破線の8の字)．ちょうどこの領域の評価が正面の画像で難しい部位でもあることから，肺の前三角＝retrosternal space と後ろ三角＝retrocardiac space の透過性の高い領域を評価できれば，側面像の働きとしては十分ともいえる．

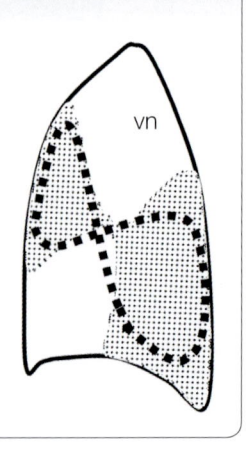

症例9　50歳，男性

Question　右下肺野に浸潤影があります．簡単に右下葉と答えそうですが，実はminor fissureの見え方がちょっと変なのです．もう少し突っ込んでください．

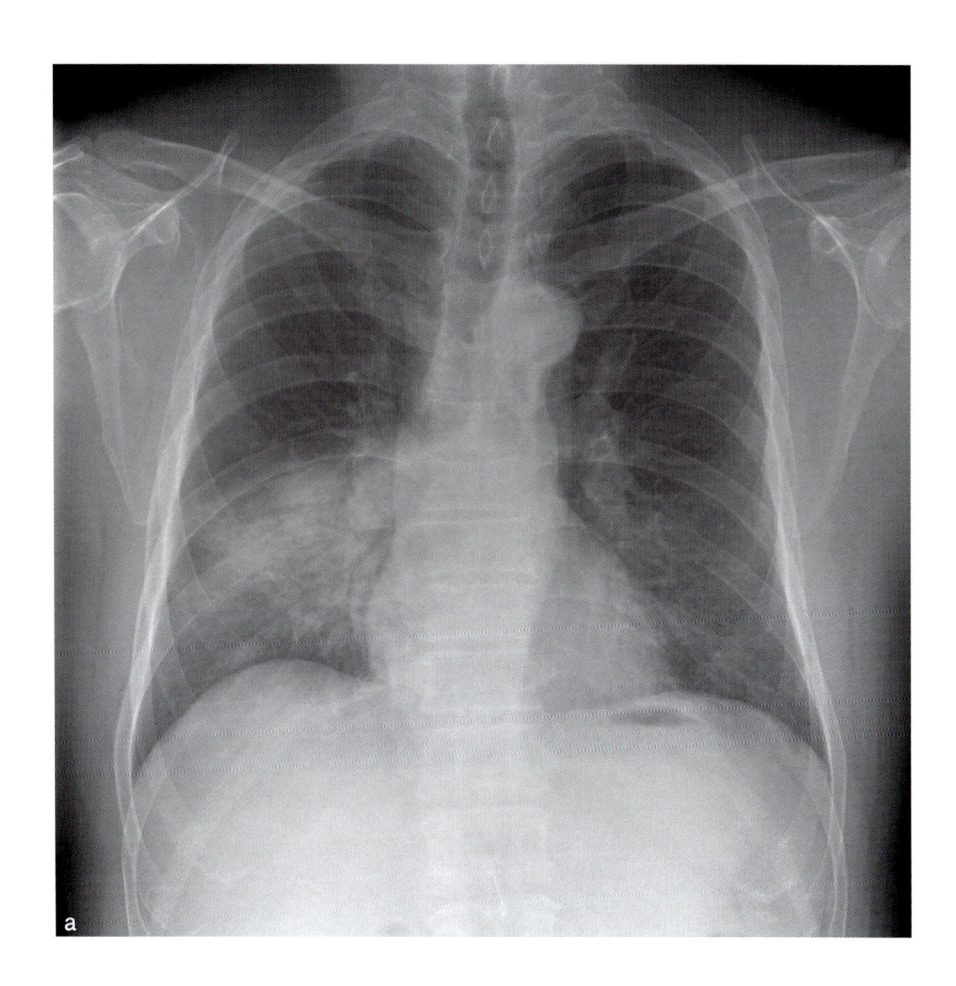

Explanation

　右の下肺野には air bronchogram を伴うびまん性浸潤があり，思ったより内側まで拡がっていて下葉の内側縁は消失している．心の輪郭はきれいであることから右下葉の，S6 優位の肺炎である．側面像でも major fissure で肺炎の上縁はよく境界されている．ここまでは比較的容易である．しかしながらよく見ると，浸潤影の内部に minor fissure が見えている（b 矢印）．この minor fissure はやや内側方向で，ぼやけてその頭側に淡い浸潤がある．これは S3 の病変である（b 矢頭）．また，側面像ではこの S3 の病変が中肺野の腹側（c 白矢印）に描出され，さらに心に重なって帯状の浸潤があり（c 黒矢印），これは major fissure に接した左下葉にあり，S8a にも浸潤があることもわかる．これらの所見は CT ですべてよく確認できる（d, e）．

拡大像　　　　　　　　　　　　　側面像

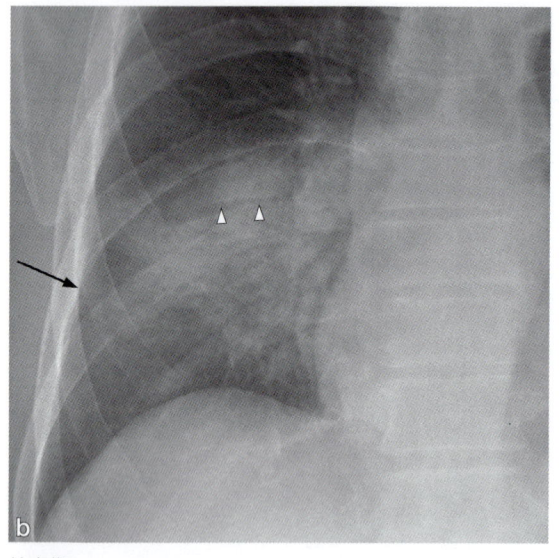

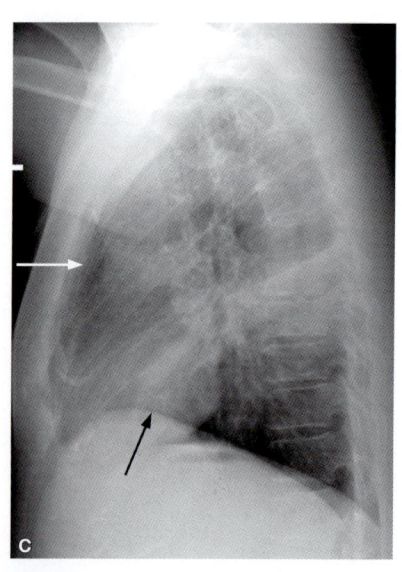

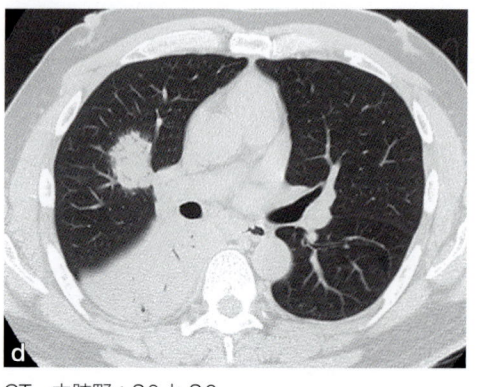

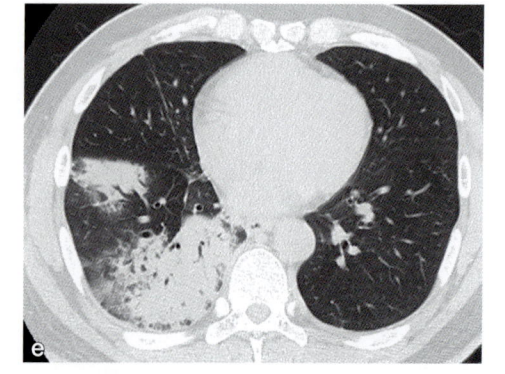

CT．中肺野；S3 と S6　　　　　　CT．下肺野；S8 と S6

Answer　右下葉 S6 肺炎，右上葉 S3 と下葉 S8 にも巣状肺炎

> **症例10** 35歳，男性

Question この画像で異常を見つけることができますか？ 見つけることができて区域もよく答えられれば，この章は卒業です．

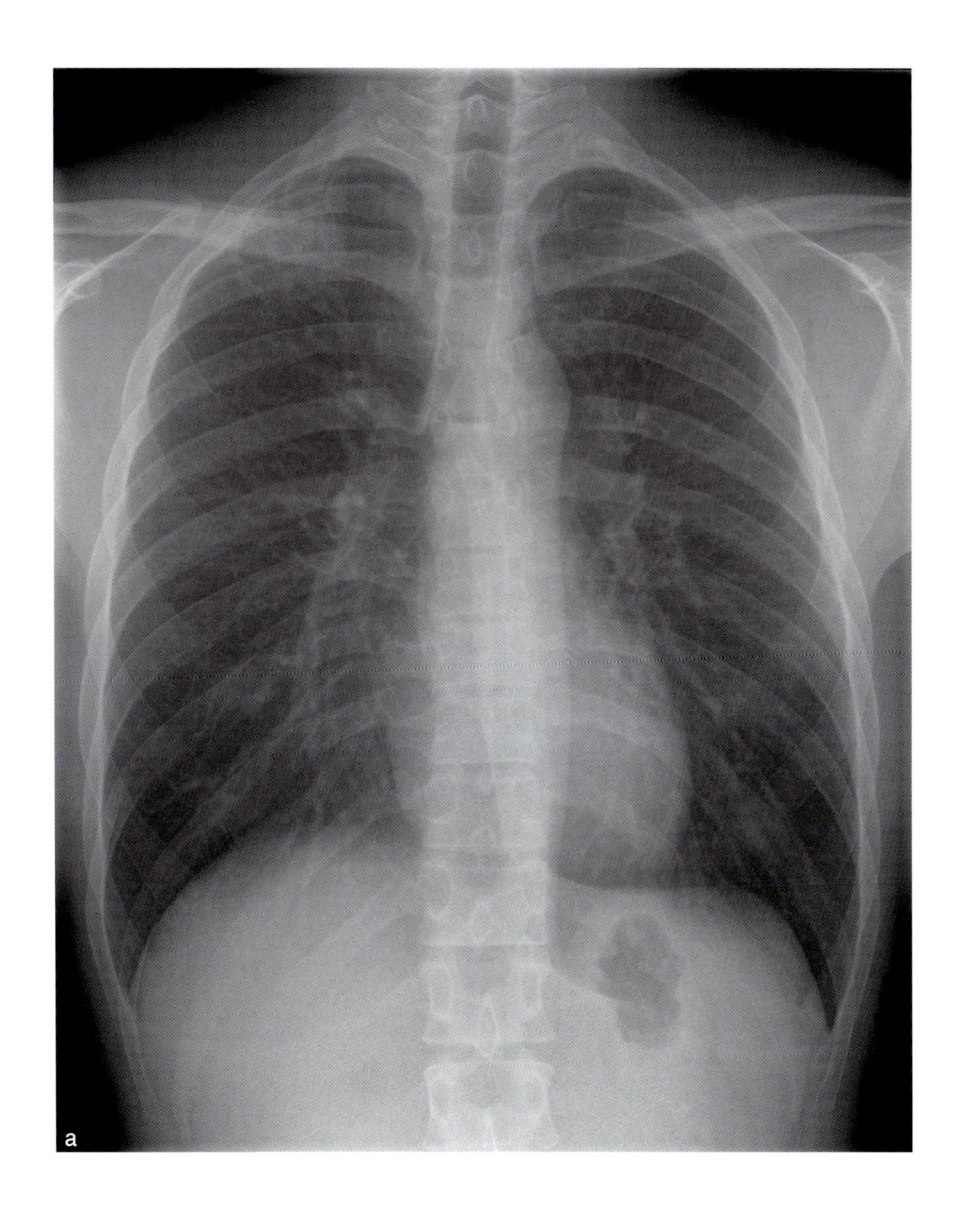

Ⅳ 肺炎による局在診断の演習

a

Explanation

　右上葉肺尖部に淡い結節状および粒陰影の集簇がある(b)．左右の肺野の濃度を比べてみるとわかる．右上葉の気管支はやや不整な走行を示し，壁も厚めで，粒々が血管壁にまとわりついているように見える．肺尖部の胸膜もやや厚い．CT では，気管支拡張を思わせる小さな壁の厚い囊胞病変の集簇が見られる(c)．重なっている肋骨や，鎖骨が消えれば，異常な陰影を見つけることは容易になる．骨の構造が透けて肺の中が見えるようになれば本物である．ここでは活動性の結核性病変をまず考慮する必要がある．

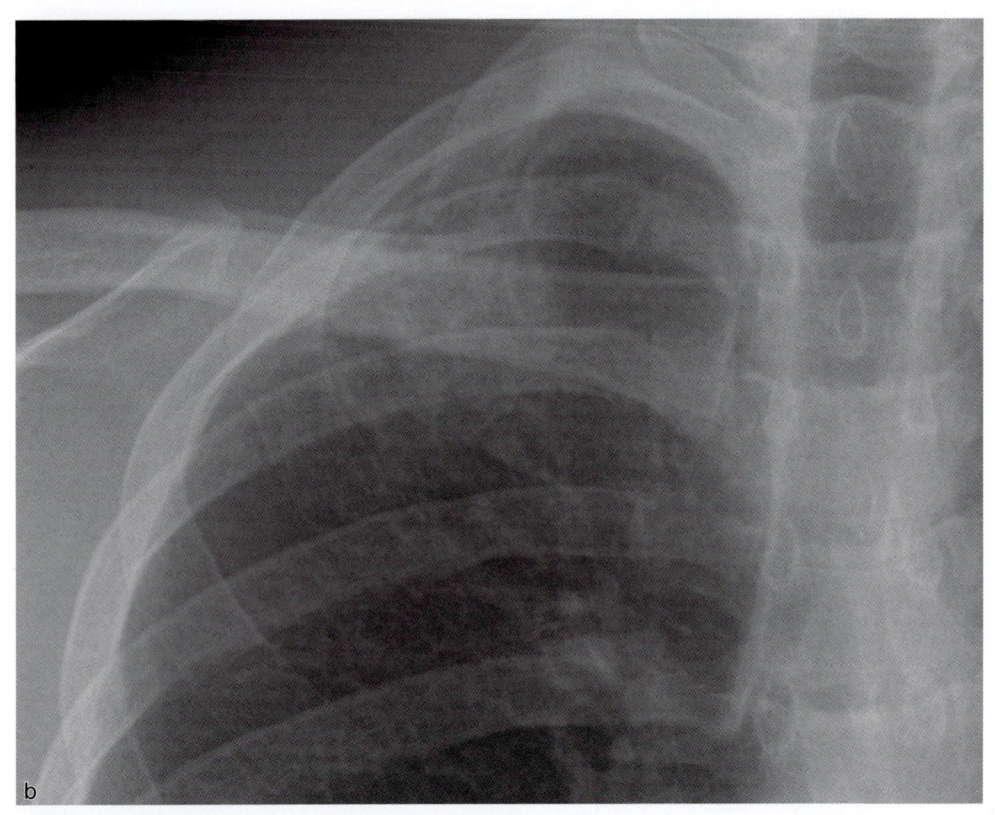

拡大像

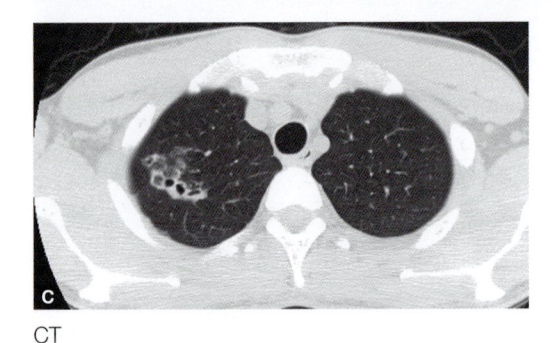

CT

Answer　左上葉 S1 の結核

V

肺の容積増減を重視した診断演習

肺の容積評価は，胸部単純X線診断の基本です．
　肺全体の容積が増えているのか減っているのかを評価することから始め，次に左右どちらかの肺が大きいか小さいかを評価します．
　どの肺葉に容積減少があるかがわかれば，無気肺の診断は半分終了です．
　手順はやや面倒かもしれませんが，実はこれは一瞬にしてわかるようになるものなのです．症例を通して演習形式で，その技術を習得しましょう．

症例 1　息切れ　64歳，男性

Question　肺は大きく見えます．肺気腫と言えるでしょうか．
　　　　　　肺気腫とすれば，その診断根拠は？

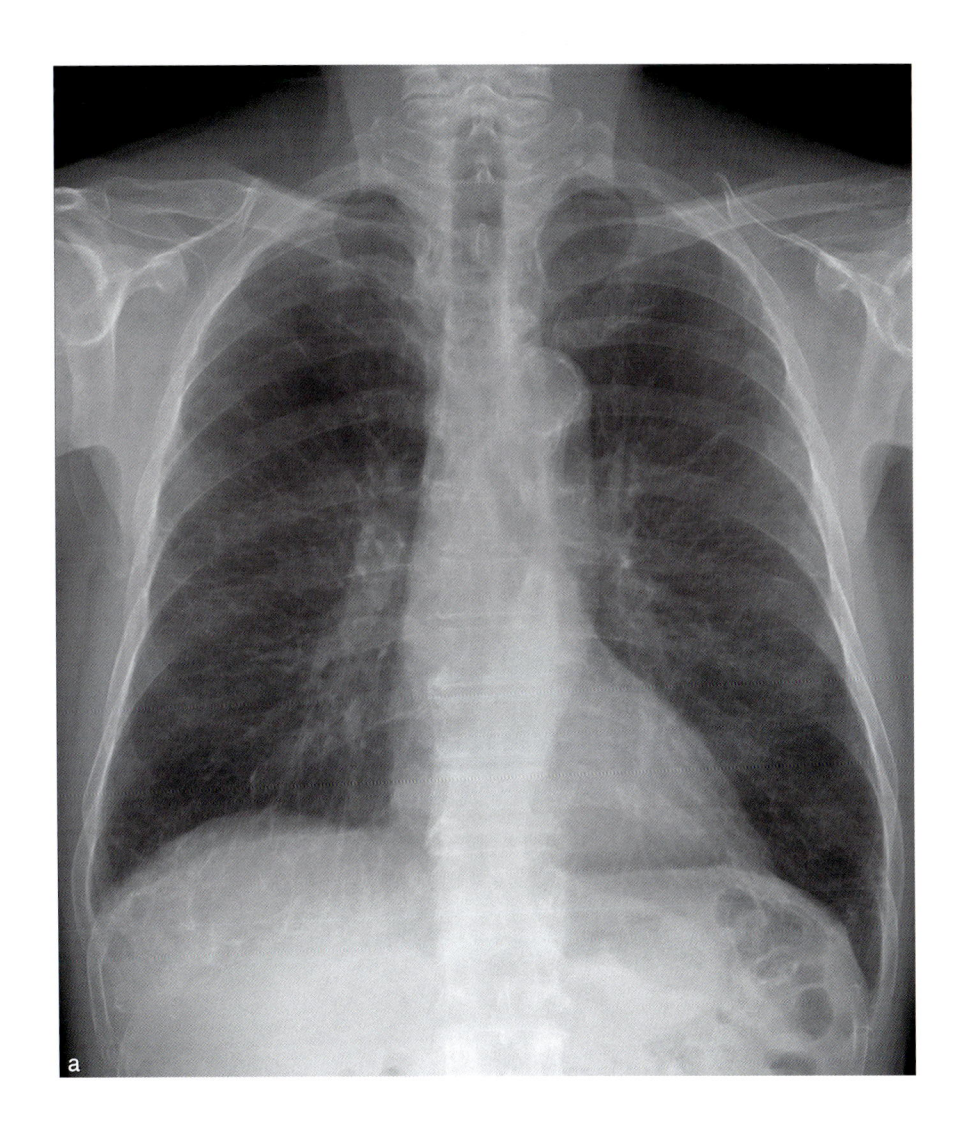

V　肺の容積増減を重視した診断演習

Explanation

　正面像で肺は全体に大きく拡がっている．横隔膜面のドーム状の輪郭は保たれてはいるが，やや角度はゆるく，平坦化の傾向がある（a）．側面像で胸郭の前後径は広い．胸骨体部が前上方向に張り出して，いわゆる一部ビア樽状の胸郭変形である．肋間腔は全体に均等にやや開いている．心の大きさは正面像では普通．大動脈の蛇行が強い．側面で見ると，胸骨の背側の透過性が高く，広い（retrosternal space が広い）（b）．

　上肺野を拡大してみると，肺血管の直線化が見られる．血管は本来のゆるやかな輪郭を失って，鋭い線状構造として認められる（c）．vascular stretching や vessels attenuation などと呼ばれる所見に相当する．周囲の肺の気腫性拡張によって血管や気管支が押されて細くなってギクシャクと走行している．広狭不整のある細い針金状の血管変化は病理学的な特徴である末梢気腔の広範な壊れと拡張を反映し，肺気腫の診断のカギである．

　CT の軸位断で見ると（d），上葉には小葉を中心とした肺実質の壊れが 2〜3cm の多数の透過性亢進域として描出され，全体がまだら模様となっている．汎小葉性の成分もあるが，主体は小葉中心性の肺気腫である．両上葉に優位な肺気腫であった．

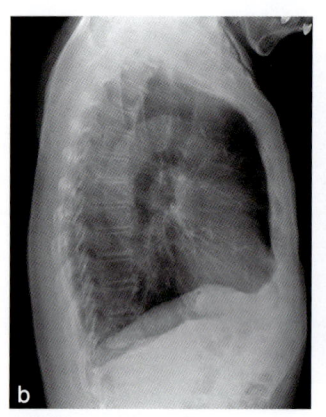

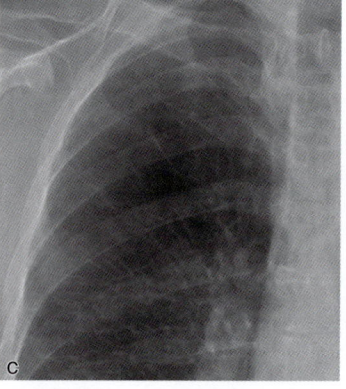

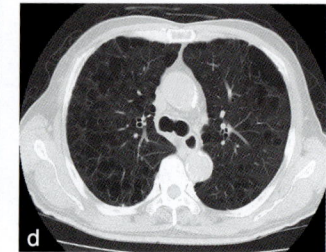

側面像　　　　　　　拡大像　　　　　　　CT

Answer　上肺野優位の小葉中心性肺気腫

　肺の過膨張の所見と肺血管の狭小化の所見から，胸部 X 線写真でも十分に肺気腫は診断できる．

> **Key note**　Conn 孔と Lambert 孔
>
> 　肺葉レベルの大きな気管支が閉塞すると，肺は完全に含気を消失して萎む．完全無気肺の状態である．肺葉の一部の区域気管支レベルあるいはその末梢で閉塞した場合には，その区域も完全な無気肺にはならない．肺胞間に Conn 孔や Lambert 孔を介する交通が存在して不完全ながら含気が保たれるからである．

症例2　喘息　30歳，女性

Question 肺喘鳴と呼吸困難があり，喘息と診断されています．肺の過膨張が強いのですが，若年女性でも肺気腫は見られるでしょうか？

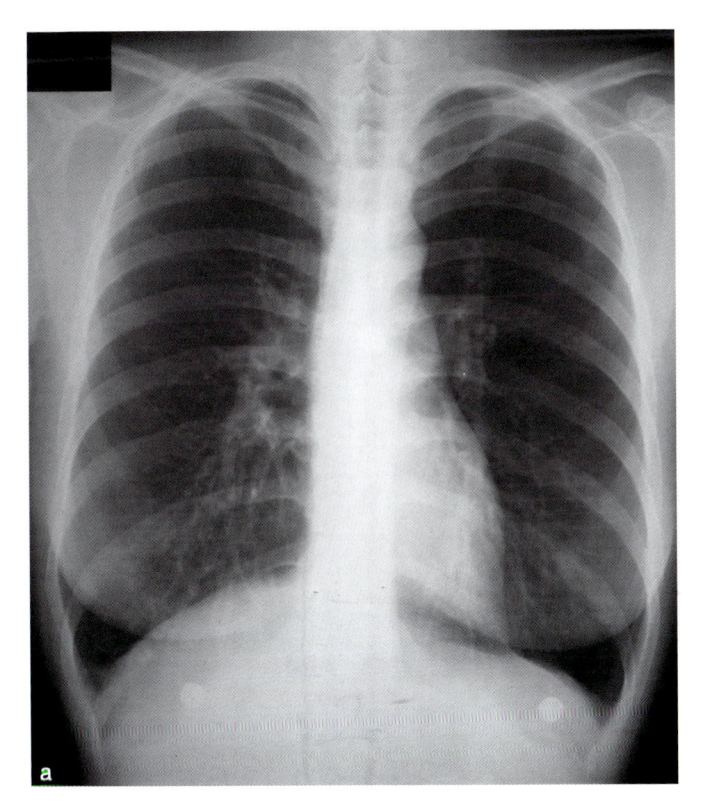

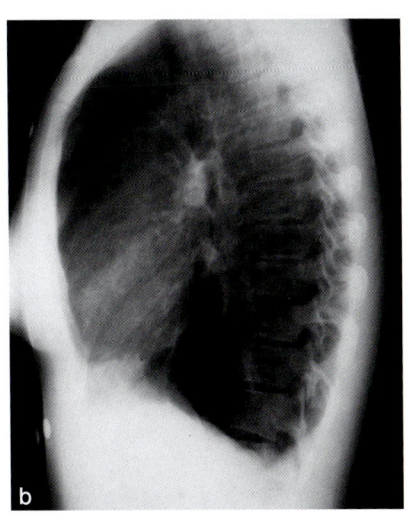

Explanation

画像は典型的な過膨張肺である．著明な過膨張がある(a)．正面像で肺は大きく膨らみ，横隔膜は平坦で，側面像も併せると(b)，胸郭のビア樽状の変形と，風船のように膨らんだ肺がよく認識できる．

若い女性で肺がこんな過膨張になることはないであろう．肺を拡大してみると(c)，確かに血管は全体に細いが，いわゆる細い針金状の広狭不整の所見はない．

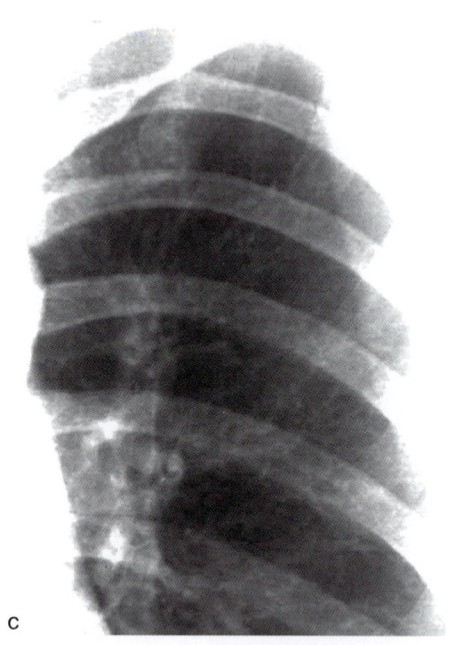

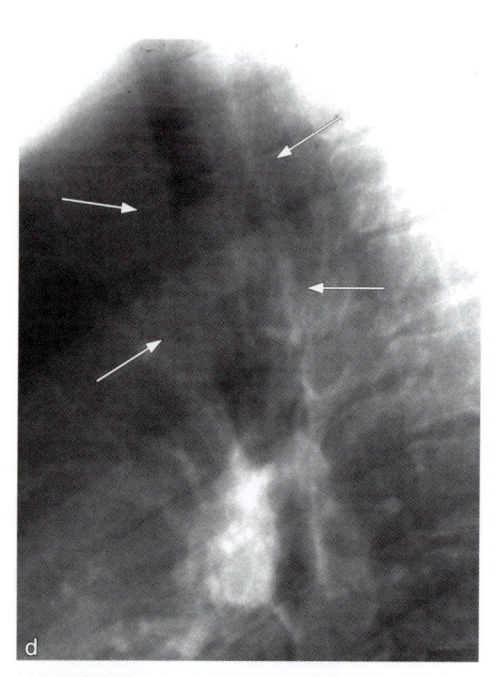

c
拡大像（正面）

d
拡大像（側面）

視点を変えて，中枢気道に注目する．正面像ではよくわからなかったが，側面像で気管の透亮像に重なって 25 mm 程度の大きさの腫瘤がある(d 矢印)．気管の内腔に腫瘍がポリープ状に飛び出して内腔を塞いでいる．ちょうどチェックバルブのようになって，肺の過膨張をきたしたのである．右下に寝ると息苦しくなるので，最近はいつも左下にして寝ていたという病歴が，このときになって改めて重要になる．もう少し診断を早くしてあげればと思った例である．

Answer　気管に発生した多形性腺腫（pleomorphic adenoma）

肺の壊れのない若年者の過膨張は，中枢気道狭窄を原因とするという教訓的な症例である．小児のピーナッツの誤嚥による一側肺の過膨張が有名である．

症例3　呼吸困難　85歳，男性

Question　慢性的な呼吸困難があり，緩徐に進行性である．この例では，肺炎や胸水はあるのでしょうか．単純写真でどこまでわかりますか？

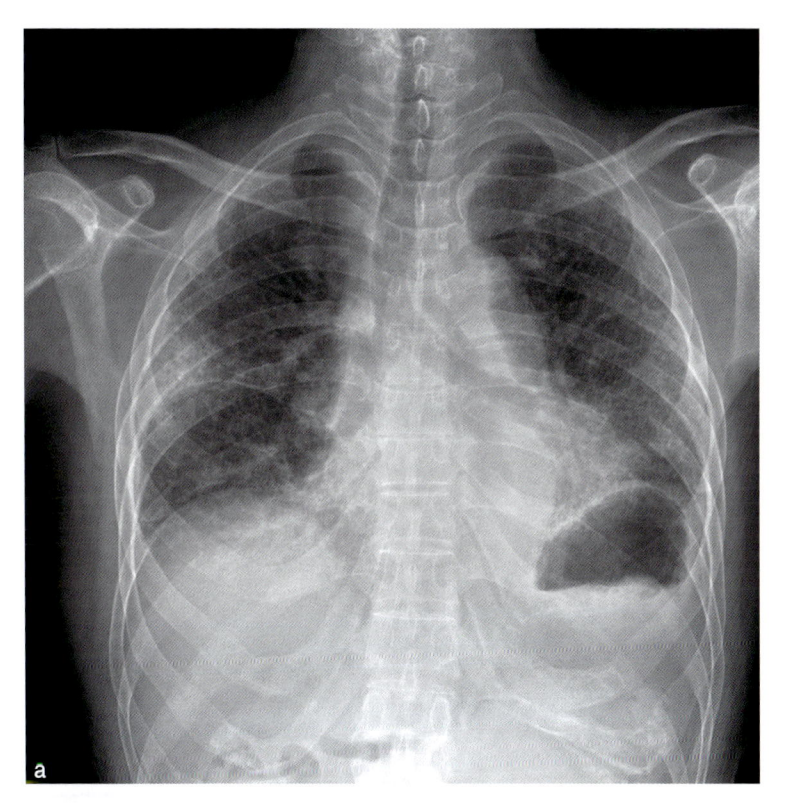

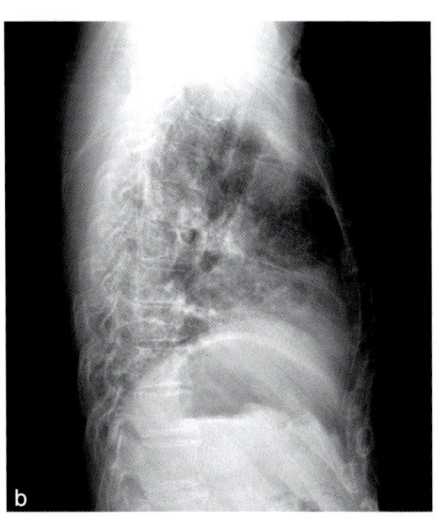

Explanation

　胸部写真は立位の深吸気で撮影するのが標準である．息を十分に吸った状態では，胸郭の横幅より肺の上下方向が十分に長いのが普通である．本例では，横隔膜が著明に上昇し，肺尖部や外側の胸膜が厚く，縦隔は横に広い．横隔膜面の頂上と背側下縁の距離も短縮している．これらはすべて肺の縮みを示している．細かな顆粒状変化により肺の血管位や横隔膜面の境界は微妙にぼやけている．融合傾向なく，間質性肺炎の像である．これらは上肺野の外側から下肺野全体にかなり密な分布を示し，minor fissure 上部の S3 領域にも顆粒状変化が集簇している．

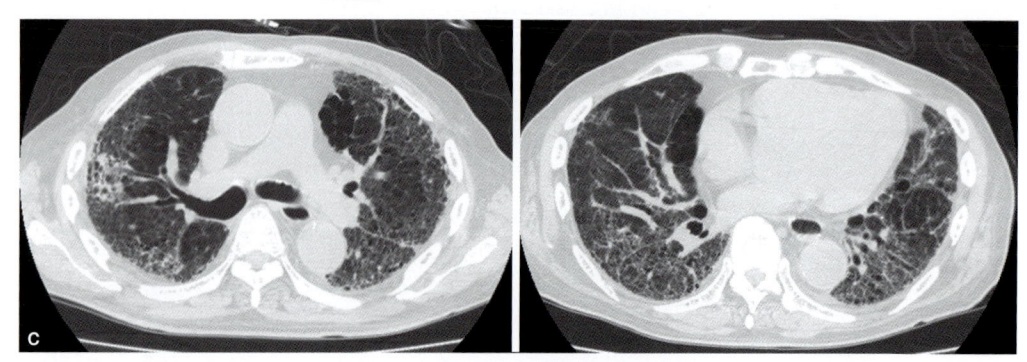

CT 横断像．CT では，胸膜直下や血管気管支束に沿ったびまん性の細顆粒状変化が肺底部に強く，その分布は不均一で特発性間質性肺炎と診断される．牽引性の気管支拡張の所見がある．

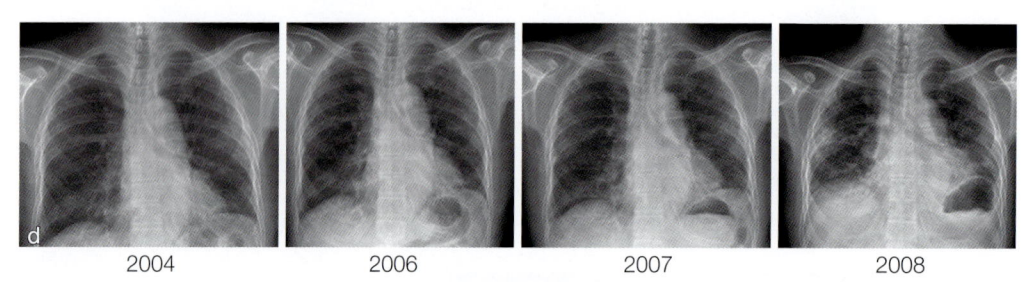

2004　　　2006　　　2007　　　2008

単純写真による経時的変化．4 年間の画像を経時的に並べた．今回が右端の写真である．肺の容積は 4 年間に半分以下になっている．下肺野の縮みが顕著であり，右肺の横隔膜面は 2004 年には腹側 6 番目の肋骨の高さであったものが，2008 年には腹側 4 番目の肋骨の高さにまで上昇している．

Answer　特発性間質性肺炎

　間質性肺炎＝肺線維症で肺が縮むのはよく知られている．CT 上の個々の細かな画像所見も重要だが，肺が縮んでいく様子を経時的に評価するのはもっと大事である．

症例 4　結核の既往あり　78歳，女性

Question　左右の肺の大きさを比較してください．右の肺を10とすると左はどのくらいでしょうか？

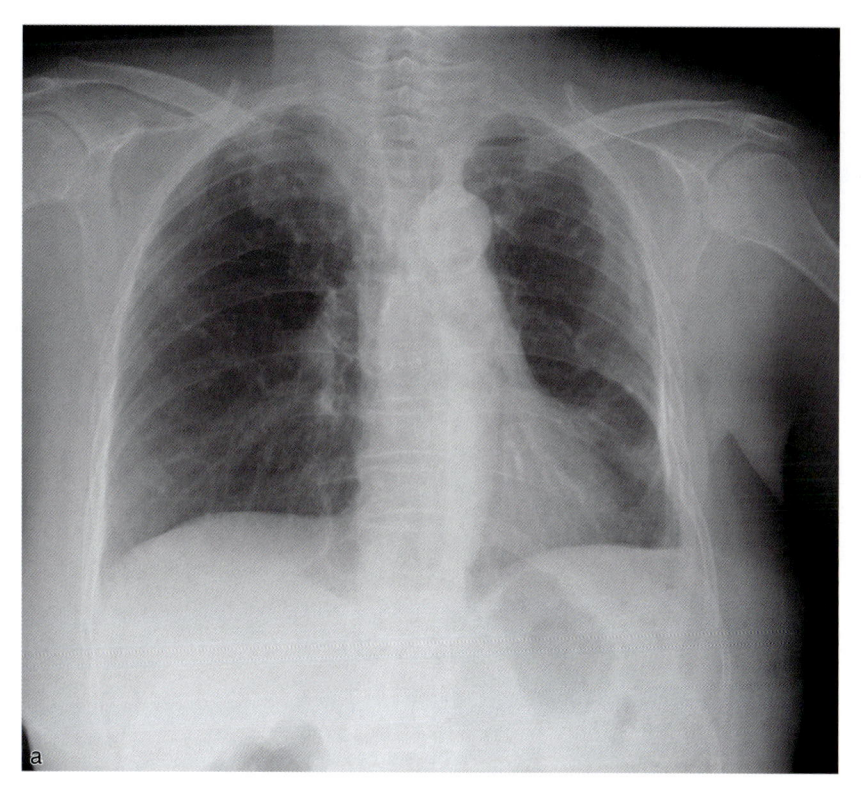

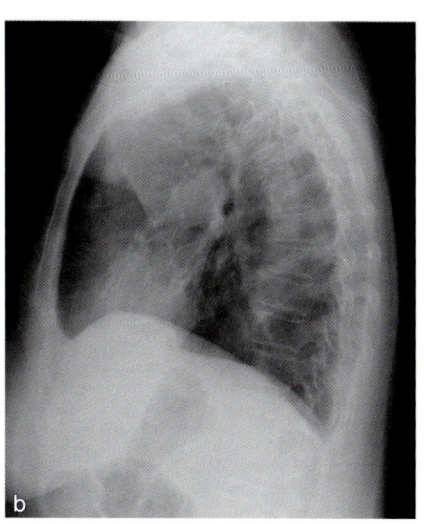

Ⅴ　肺の容積増減を重視した診断演習

Explanation

「1 肺の輪郭をみる」の復習である(p. 4 図2a と同一症例)．ちょっと見ると，左肺は右の 2/3 程度のように見える(a)．

しかし，実際に CT で立体画像(c)を作成して，その大きさを比較すると，左肺は右の半分以下である．CT 上で計測してみると，肺の体積は，右が 2,110 mL，左が 970 mL であった．つまり，左肺は右の半分にも満たない．これだけの視覚的な違いが出るのは，単純写真の読影が立体的になりきっていないためである．もう一度，原則に戻ってみよう！

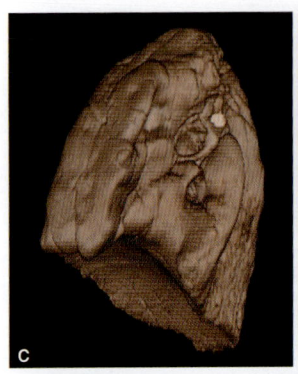

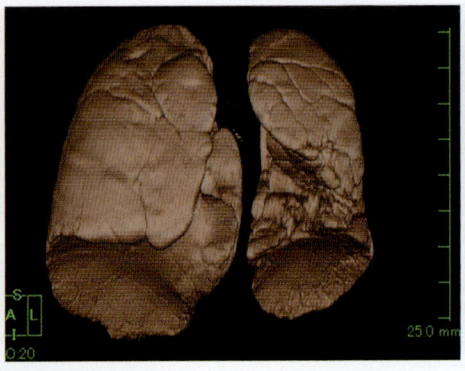

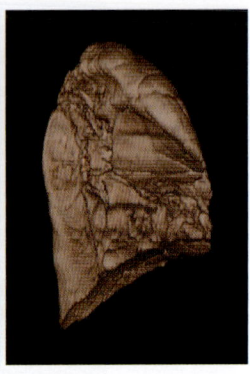

3D 画像

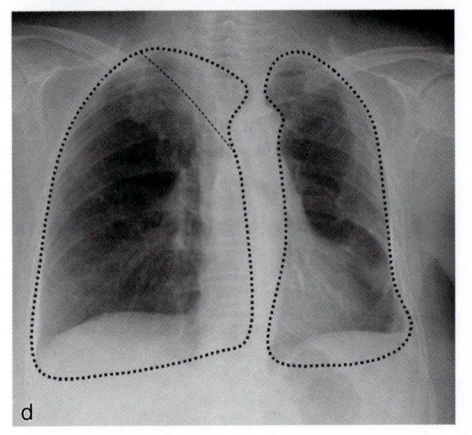

d 拡大像 (肺の外側辺縁をトレース)

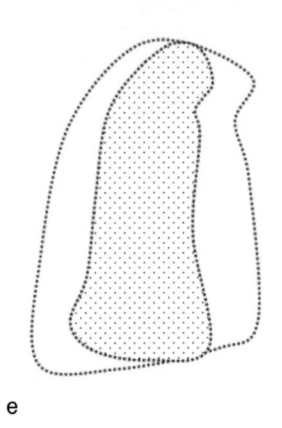

e 右肺と左肺の重ね合わせ

肺の外側辺縁をトレースしたのが上図(d)である．重ね合わせれば，面積で左は半分程度で(e)，体積にしたら半分に達しないのは当然である．

左肺には上葉上区と舌区に陳旧性結核巣と容積減少が強く，胸膜にも石灰化が見られ，全体に拡張不良もある．なお，右上葉にも陳旧性石灰化は見られる．肺の有効換気量あるいは機能的換気量を考慮すれば，左肺は右肺の 1/3 以下というのが正しい．

Answer　陳旧性結核

左肺は右の半分以下というのが容積評価として正しい．機能的には 1/3 以下．診断名は石灰化した胸膜変化の強い陳旧性結核である．

> **症例 5** 咳嗽 60歳，女性

Question 右下肺にある斜めに走る索状影は一体，何でしょう？

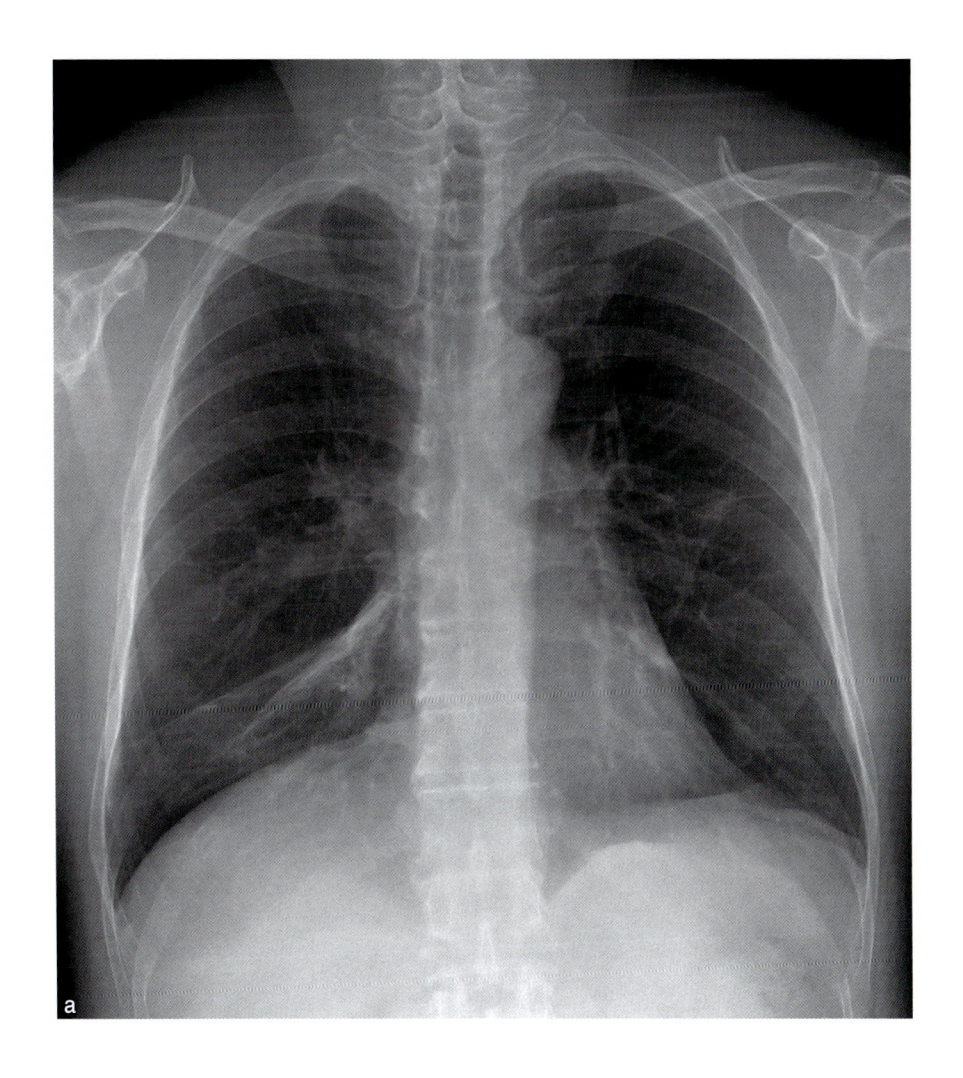

Explanation

　正面像では左右の肺の大きさのバランスはよいが，右の横隔膜面の頂上が高く，気管の走行はやや右寄りで，全体に右肺の腹側の容積減少がある(a)．右上葉気管支はやや右下がりで，その直下にやはり右下がりの細い鋭い線がある(b 矢頭)．この線を乗り越える血管構造はない．このことから，これは中葉と上葉の間の葉間胸膜であることがわかる．

　この minor fissure の下方で肺門部に向かう索状影がある．右心の輪郭もぼやけていることから，中葉が一部無気肺になっていると解釈される(b)．側面像では心に重なる位置に弓形の索状影があり(c 黒矢印)，右横隔膜面の前方が挙上している．白矢印で示す横隔膜面が右側である．なお，左中肺野中央に引きつれを伴う 8 mm 大の斑状影があるが(a)，これは今回のテーマではない．炎症性結節である．

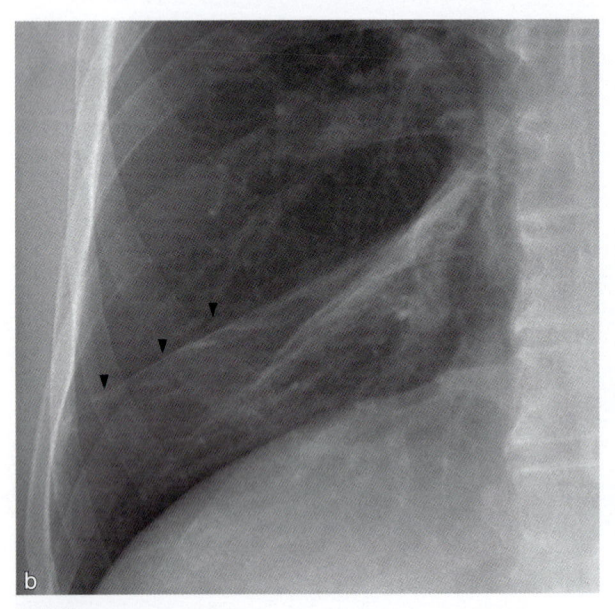

拡大像　　　　　　　　　　　　　　　側面像

Answer　中葉の S5 を中心とした不完全無気肺と右上葉の代償的拡大

> **Key note**　側面像での左右の肺の見分け方(c)
>
> 　心が重なる横隔膜面の前側部分がぼやけるのは左が多い．ただし，絶対ではない．背側で肋骨の左右が判別できれば，それと連続する肺の左右がわかる．右から左方向への X 線撮影では，左の肋骨は鮮明で小さく，右の肋骨はややぼやけて拡大する．このとき同時に，肋間腔も拡大する．この例では，より拡がって分布する後ろの肋骨が右側である(rib diversion sign)．これに接する肺の横隔膜面が右であることがわかる．
>
> 右肺
> 左肺
> RL 画像

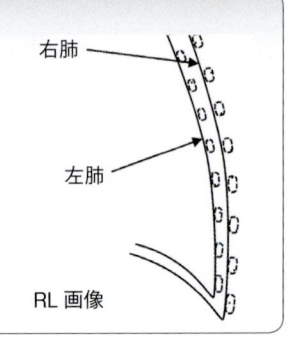

症例6 微熱　80歳，女性

Question　重要な所見が隠れています．容積の増減の所見から，アプローチしてください！

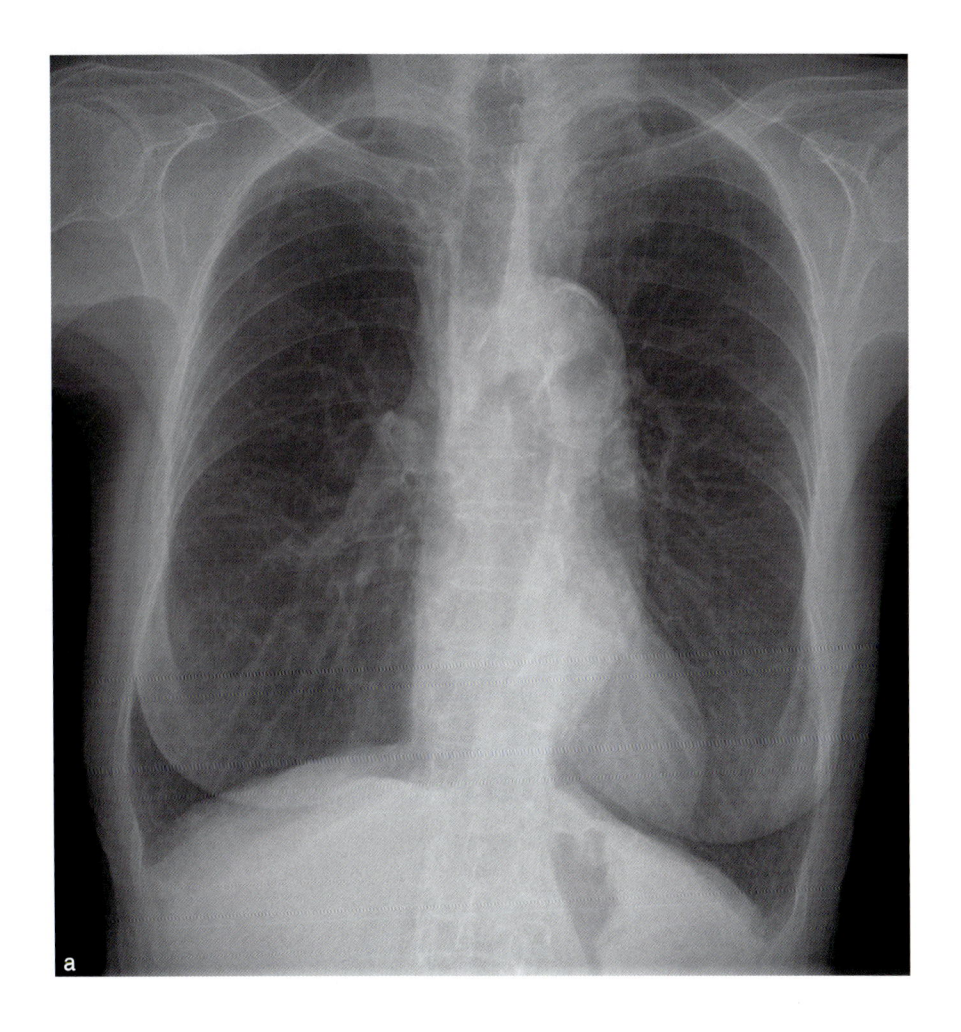

Explanation

　左右の肺の大きさを比べると，右肺が小さい（a）．気管はやや右に偏位し，横隔膜面は外側で高い．右胸郭の上部も縮んで肋間腔も全体に狭く，右上部が縮んでいるように見える．胸椎の後弯は強く，胸郭の前後径は広く，肺は全体に過膨張である．大動脈は屈曲蛇行している（b）．

　右肺尖部には内側から外側に向かって上方に弧を描く線状影があり（c 白矢印），この線より上方の透過性はやや低下している．下方の辺縁の境界は明瞭で，肺の血管はすべて肺門の下のほうから立ち上がってきている（c 黒矢印）．つまり，弧状の線状影は葉間胸膜であり，上葉がその内側頭側方向に縮んでいることがわかる．肺血管は上部で細く過膨張が強い．

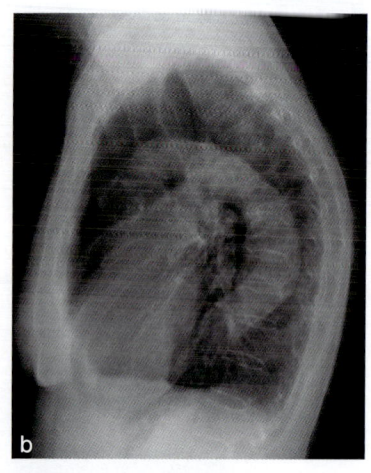

側面像

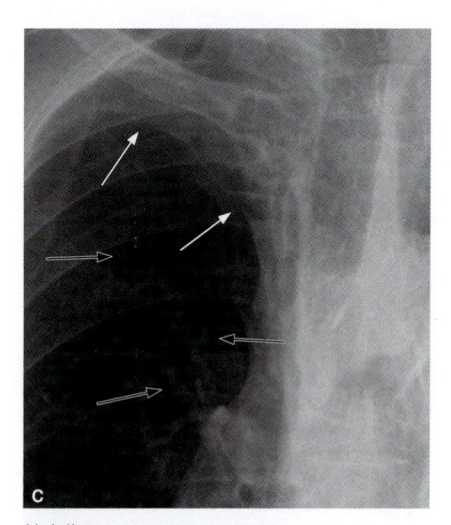

拡大像

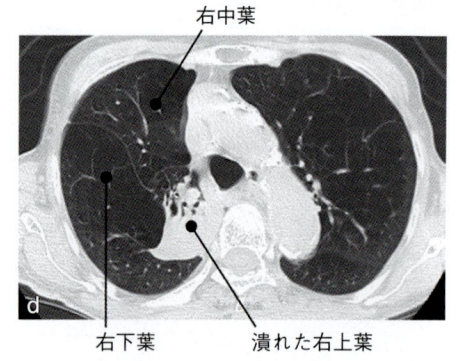

CT

　CT では右上葉の無気肺である（d）．腹側の S3 のごく一部に含気は残っているが，ほぼ上葉全体の無気肺である．両肺の気腫性変化も強い．

Answer　右上葉の無気肺

　肺の容積減少の所見を糸口にして，肺血管や気管支の偏位を診断すれば，無気肺の診断の道筋が見えてくる．

Key note　無気肺の診断のために

　無気肺では消失した肺葉を診断しなければならない．そのためには，既存構造の偏位から診断する．次の手順によって，およそ，左右のどの肺葉が小さくなっているかを予測できる．
　ステップ1：左右方向の縦隔偏位と横隔膜面の高さから，左右どちらの肺が小さいか？
　ステップ2：心臓や上大静脈，気管の左右偏位から肺の前後のどちらが小さいか？
　ステップ3：主気管支や肺動脈の位置から，肺の上下どちらが小さいか？

症例7 咳，痰　80歳，女性

Question　肺を大きく把握することで診断が始まります．
　　　　　　順を追って所見を拾ってください！

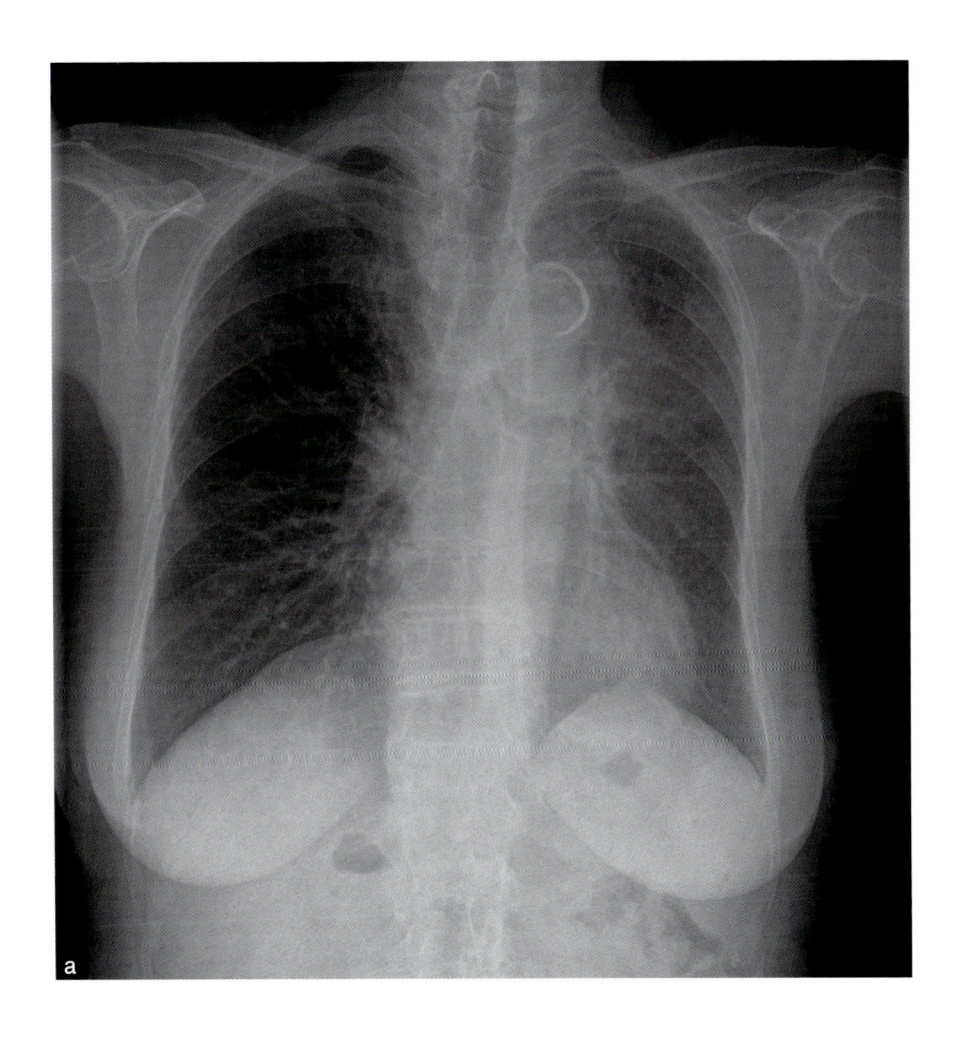

V 肺の容積増減を重視した診断演習

症例7

Explanation

　左肺の容積が右に比べて著明に減少している．特に上部が小さい．左の上肺野内側で肺の透過性が低下している．大動脈弓は暈をかぶったようにぼやけ，円弧状の石灰化がその中に浮いて見える．左の肺動脈基部から左心の輪郭上部まで霞がかかったように連続的にぼやけている．下行大動脈の左辺縁は弓部を除いてよく見える（b 矢頭）．左の主気管支は挙上して水平方向に近い走行を示している（b 矢印）．これらの所見から，左肺上葉の無気肺の診断が導かれる．

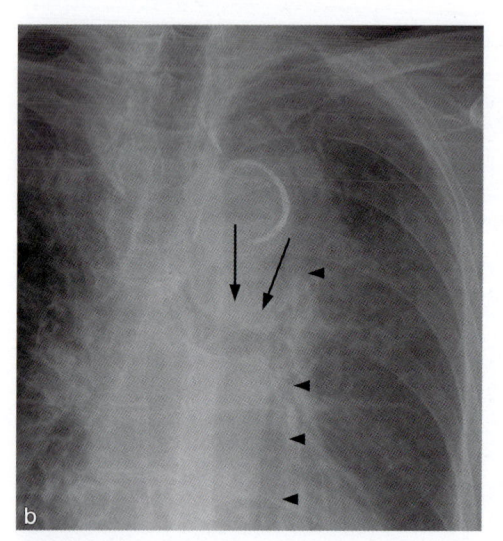

拡大像

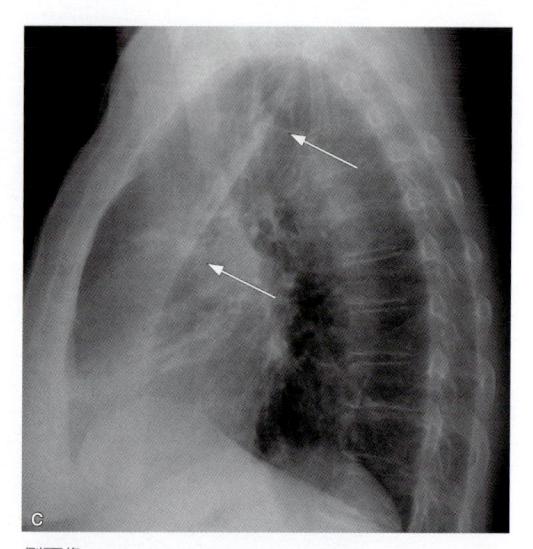

側面像

　側面像（c）を見ると，前胸壁に平行する幅の広い帯状陰影が存在する（c 矢印）．空気の入った左肺，つまり左下葉の含気がここまでしかないことを示している．潰れた上葉はこの帯の中に含まれる．無気肺のないときのコントロール画像（d）と比べると，所見の変化は一目瞭然である．左の主気管支は下向きになり，大動脈弓部の輪郭は鮮明になっている．

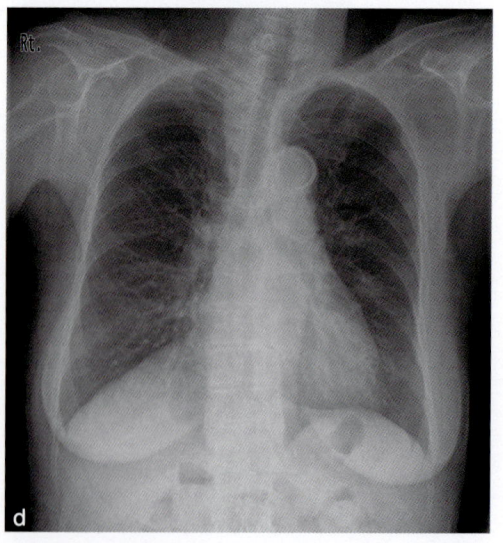

Answer　左上葉の無気肺

コントロール画像

症例8 咳, 痰 56歳, 女性

Question 縦隔下部の腫瘍と早合点しないようにしてください.
ゆっくりと大きく評価しましょう.

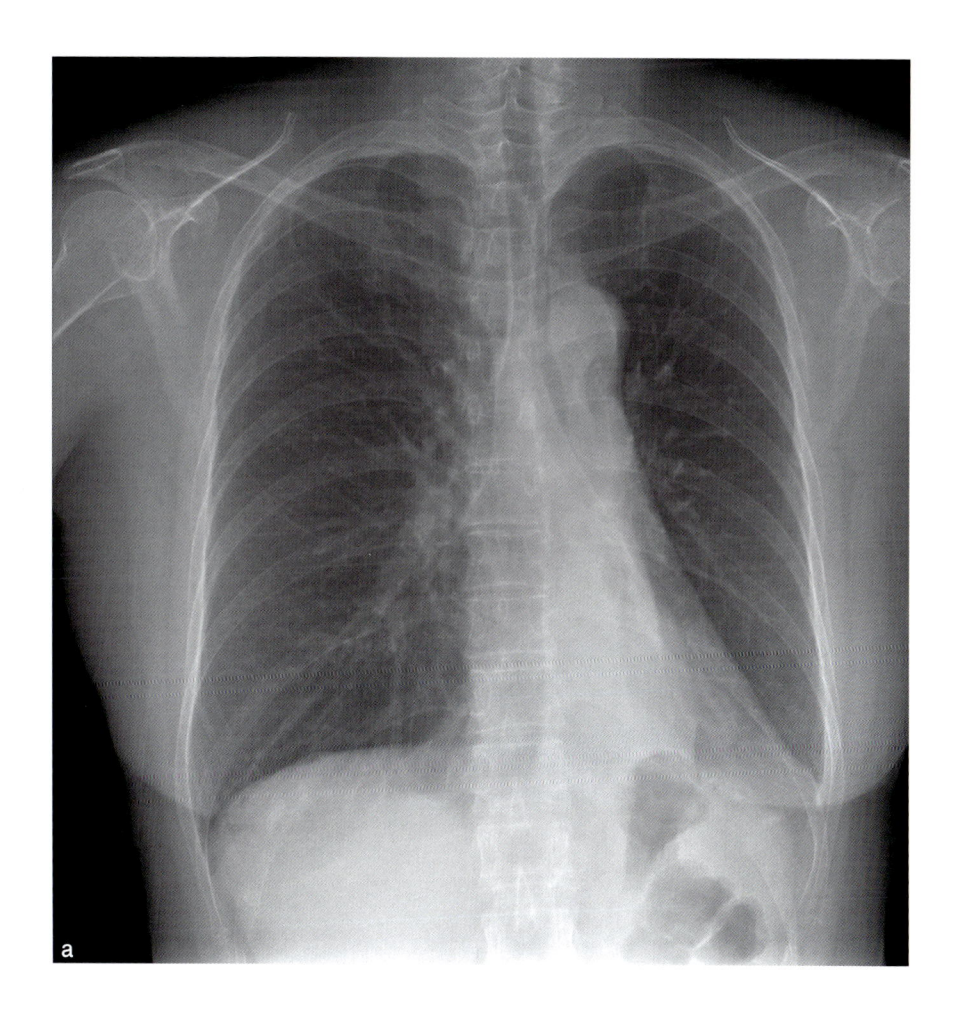

a

Explanation

　全体を眺めると左下肺の容積が減少しているのがわかる(a). 横隔膜面の輪郭は見えず, 大動脈左縁の輪郭も消失している. 左下葉の気管支は確認できず, 肺に病変があることは明らかである(b). ここでは左下葉が炎症性に潰れたのか, 中枢側の気管支を閉塞する腫瘍があって末梢肺が潰れたのではないかの鑑別が必要である. この症例は誤嚥に基づく左下葉の肺炎で著明な含気低下を起こしたものであった.
　CTで見ると左下葉の含気が一部残存している(c).

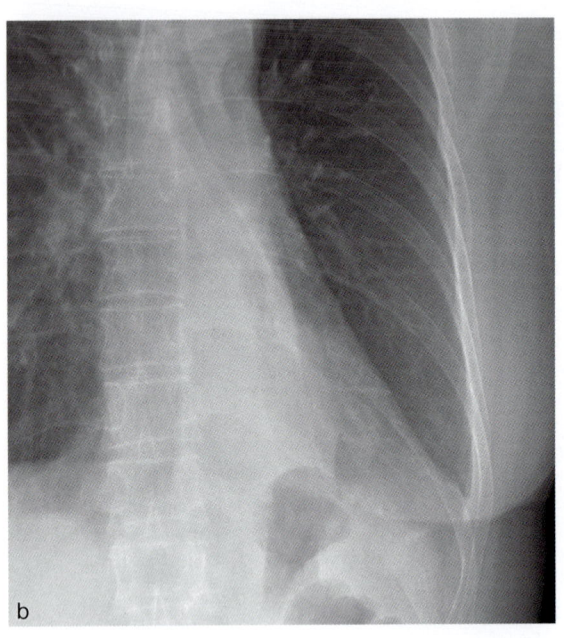

b 拡大像　　　　　　　　　　　　　　　c CT

Answer　左下葉の無気肺

> **Key note**　肺間膜 (pulmonary ligament)
>
> 　下葉は肺間膜(肺靱帯)によって縦隔から横隔膜面に固定されている. 肺門部で気管支, 血管は胸膜によって包まれ, この胸膜結合部は下方に延長して縦隔と肺をつなぎとめている. これが肺間膜であり, 肺静脈流入部からほぼ垂直に横隔膜直上まで連続している(シェーマ①). このために下葉の無気肺では必ず肺は縦隔側に向かって縮む(シェーマ②).

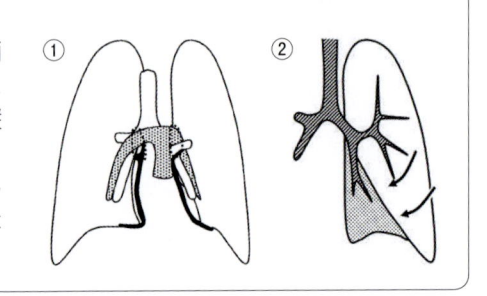

症例 9 無症状 25歳，女性

Question 肺の大きさには左右差がありません．
輪郭だけを頼りに診断してください．

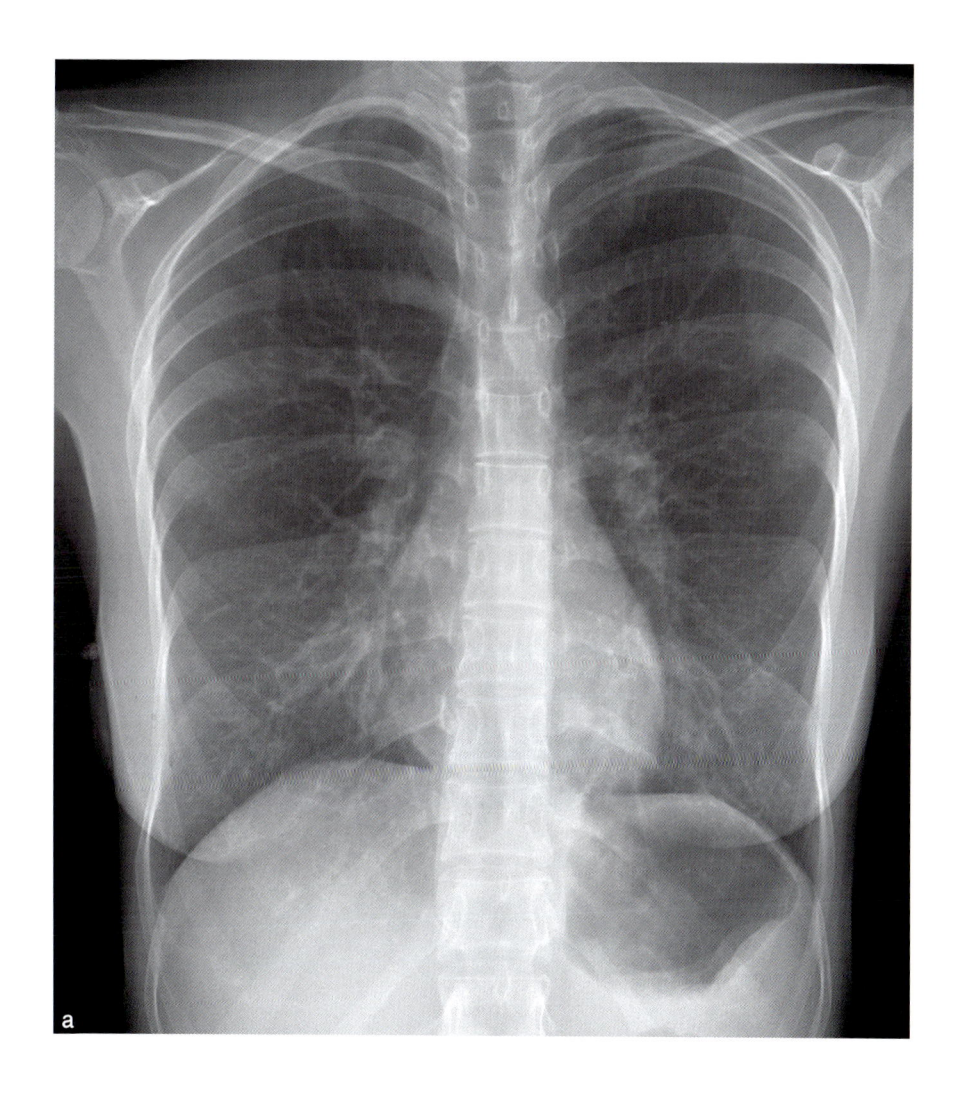

Ⅴ　肺の容積増減を重視した診断演習

Explanation

　全体を眺めると大きな容積変化はないが，右の下肺野の容積がわずかに減少し，微妙に心の位置が中央に寄っている．右では心陰影が広い範囲でぼやけている．左下肺野内側で心に重なっても索状影や小さな斑状影が見られる．中葉に病変があることを疑わせる所見である．
　ここで次のステップに進むことになる．
　側面像(c)では心陰影に重なって中葉無気肺による帯状の濃い陰影が見えている．

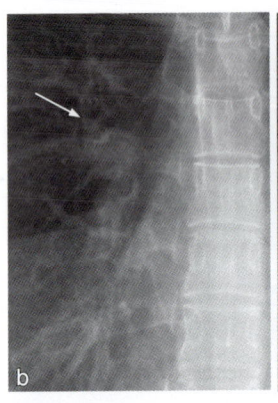

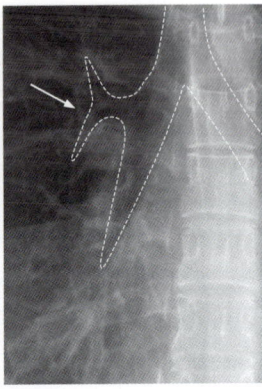

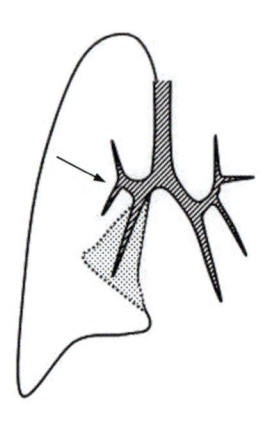

右肺門部拡大

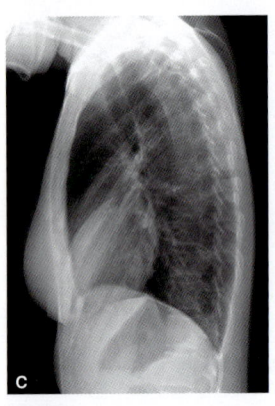

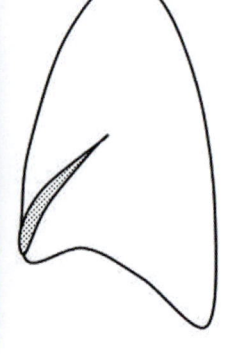

側面像

　上葉との位置関係を見るには minor fissure の位置が重要であるが，ここでは minor fissure は見えていない．大きく上下方向に偏位していることが多いので，必ず，上葉の A3, B3b の位置を確認しなければならない．本例では，前後方向に走行し輪切り像で見える A3, B3b が垂れ下がっている(b 矢印)ことから，右中葉の容積が著しく減少していることがわかる．

Answer　中葉の無気肺

参考症例

中葉無気肺．58歳，男性
　CT で捉えることさえ難しいほどに中葉が完全に潰れている．正面像で minor fissure が見えないこと，上葉の B3b が下がる所見がカギとなる．

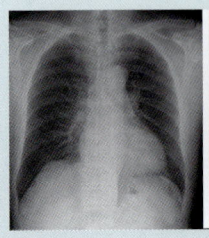

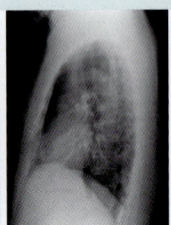

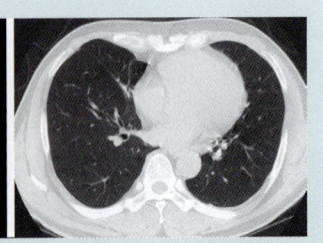

症例10 肺癌の疑い 59歳，男性

Question 右下肺野に腫瘤影があります．まず肺癌かなと思うかもしれません．胸水を伴う進行した肺癌でしょうか？

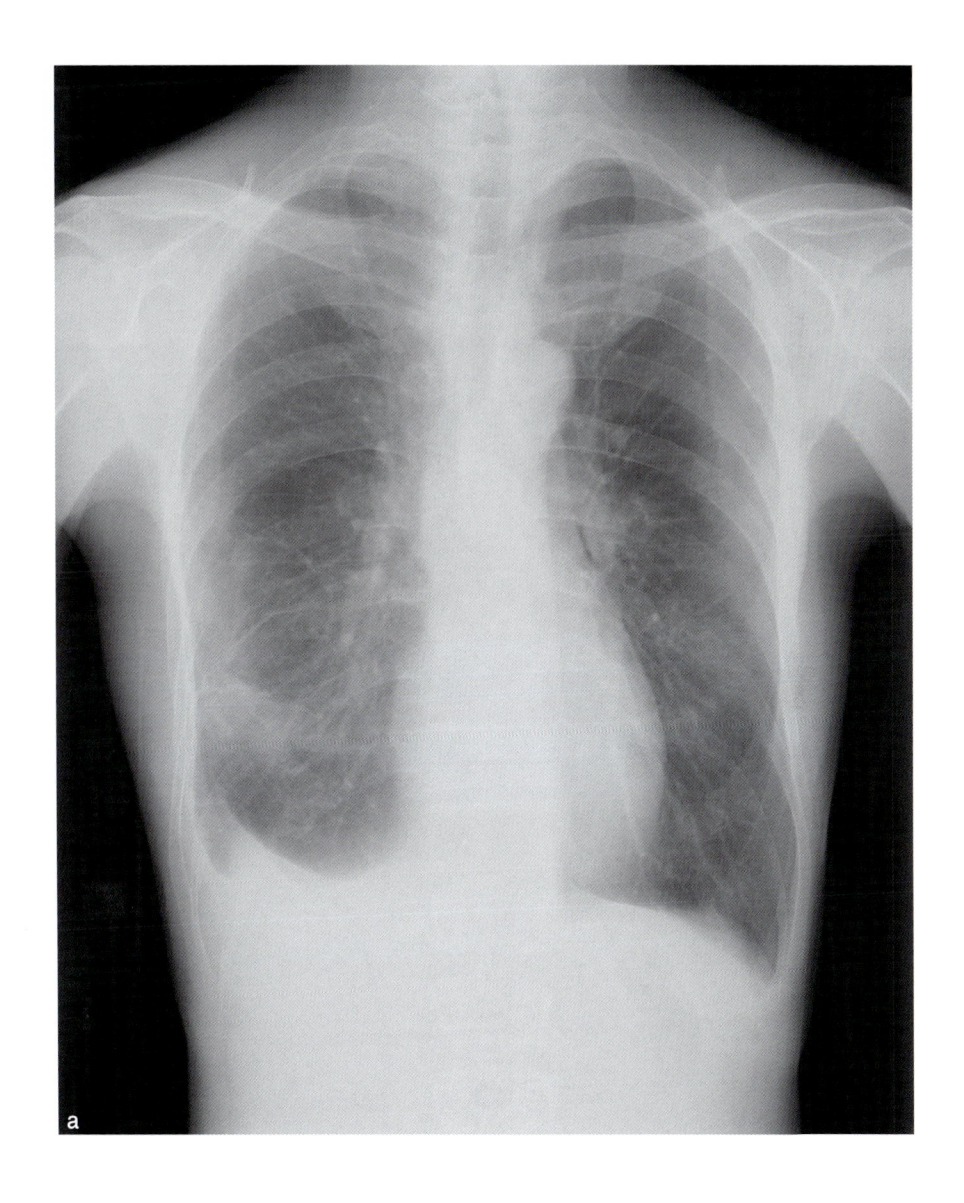

Ⅴ 肺の容積増減を重視した診断演習

症例10　95

Explanation

　肺は全体にやや過膨張であるが，全体に右下肺野の透過性が低下している．minor fissure はやや厚く外側が著明に低下し，縦隔下部もやや右に偏位している．右下肺には 3 cm 程度のやや横長の腫瘤影がある．その上部外側には波状の胸膜変化が連続し，横隔膜面も同様に波状に変形し挙上している．右心輪郭は平滑で，おそらく，右下肺野＝下葉の容積が減少していることがわかる．

　CT を見ると，右下葉の肺側で主に S9 中心にした腫瘤があり，隣接する S6, S8 や S10 の末梢肺組織を強く引き込んでいる(b, c)．これは次のように説明される(d)．

①胸水が長期にわたって多量に貯留すると，下葉などが押されて完全に潰れてしまう．
②胸水の減少に伴って肺の含気が回復する過程で，肺門側から周辺の含気は回復する．
③しかし，末梢の肺が折り畳まれた形態でいつまでも含気を回復せずに腫瘤状に残ることがある．

これが円形無気肺である．

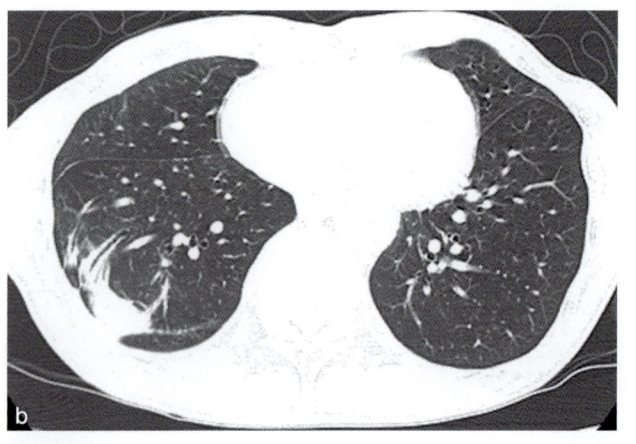

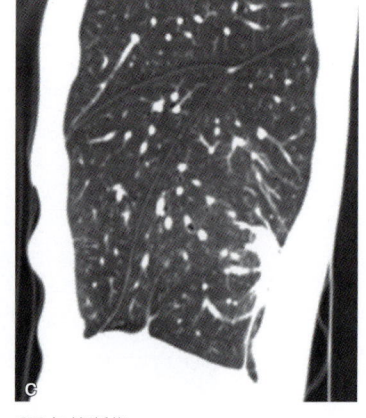

CT 横断像

CT 矢状断像

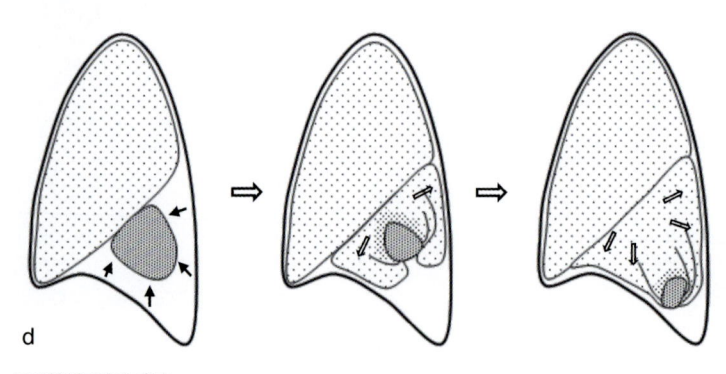

円形無気肺の成立

Answer　円形無気肺 (rounded atelectasis)

　X 線写真では円形無気肺の可能性があるといってよいが，確定診断には CT を行う．

VI

気管支疾患の診断演習

胸部疾患のうち，その半分以上を気管支疾患が占めています．本章では，中枢の気道から末梢の気管支までの広い範囲の疾患を学習します．

症例 1　喘息様発作　30歳，男性

Question　肺の膨らみは良好で，特に左右差なく局所的な肺容積の増減はありません．両側の肺門近傍がもやもやとにぎやかに見えます．どのように表現し，どう診断すればよいでしょうか？

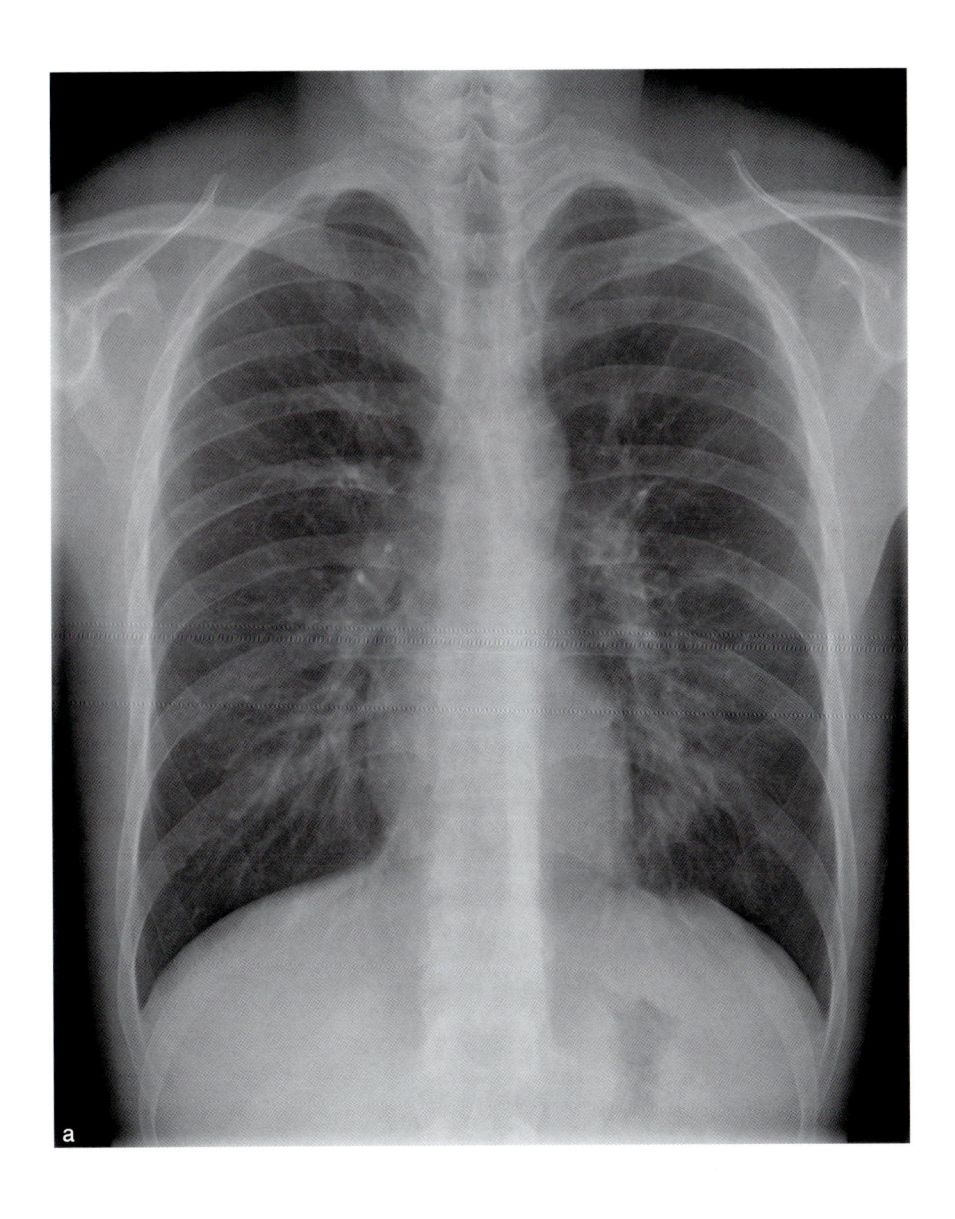

a

Explanation

　原理的には，前後に走行する気管支は，リング状に描出され（矢頭），横方向に走るものは2本の平行線（矢印）として示される（b, c）．正常の気管支壁の厚さは0.1 mm程度と極めて薄く，認識できるかできないかという程度である．ここでは，気管支壁が一定の厚さで見えるので，病的な壁の肥厚があると解釈すべきである．気管支の壁が厚く平行に2本走る線として認識されるのを tramline sign と呼ぶが，実際には肺動脈が重なって伴行したりするので，気管支壁の片側だけが強調されて見えることも多い．

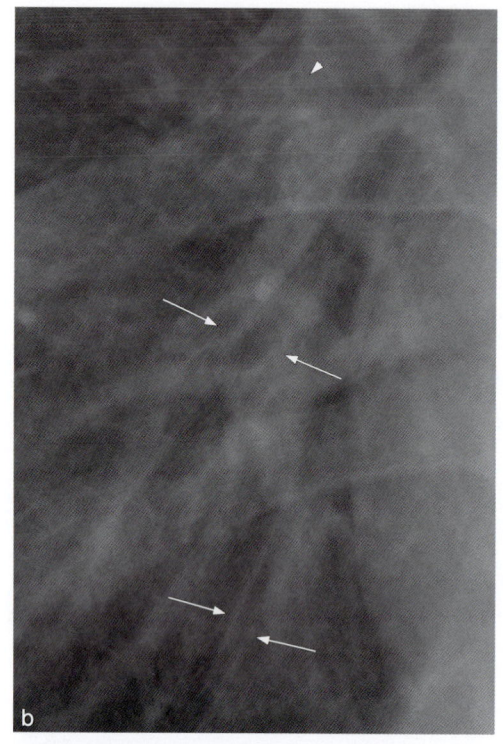

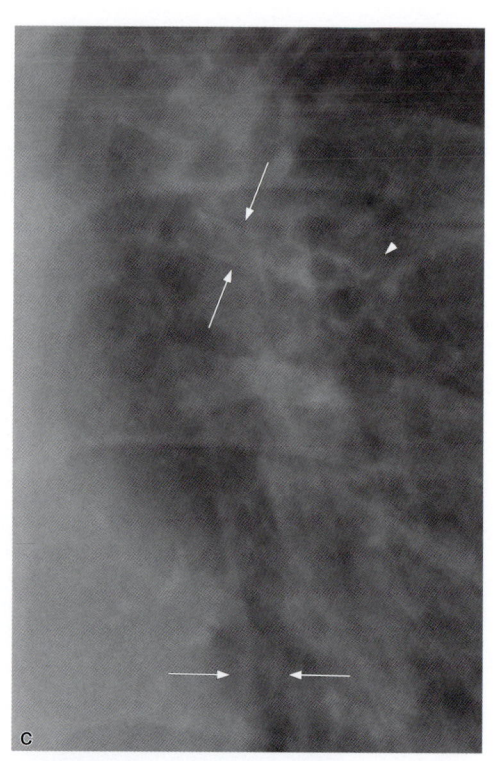

右下肺野の拡大　　　　　　　　　　　　左下肺野の拡大

　本例では，両側の上肺野下肺野を問わず，気管支壁が肥厚し，喘息様気管支炎に相応した画像所見となっている．周囲の肺実質には変化はないことから肺炎の合併はなく，気管支内腔に粘液の充満した所見も認めない．

Answer　気管支炎，気管支壁肥厚

　日常診療では遭遇する機会も多く，気管支壁の肥厚の有無の判断は重要である．

| 症例2 | **慢性咳嗽**　38歳，男性 |

Question　この例でも肺の膨らみは良好で，特に左右差はありません．明らかな肺炎はなく，特に異常もないように見えます．ただ，咳の症状はあります．さて，どう評価しますか？

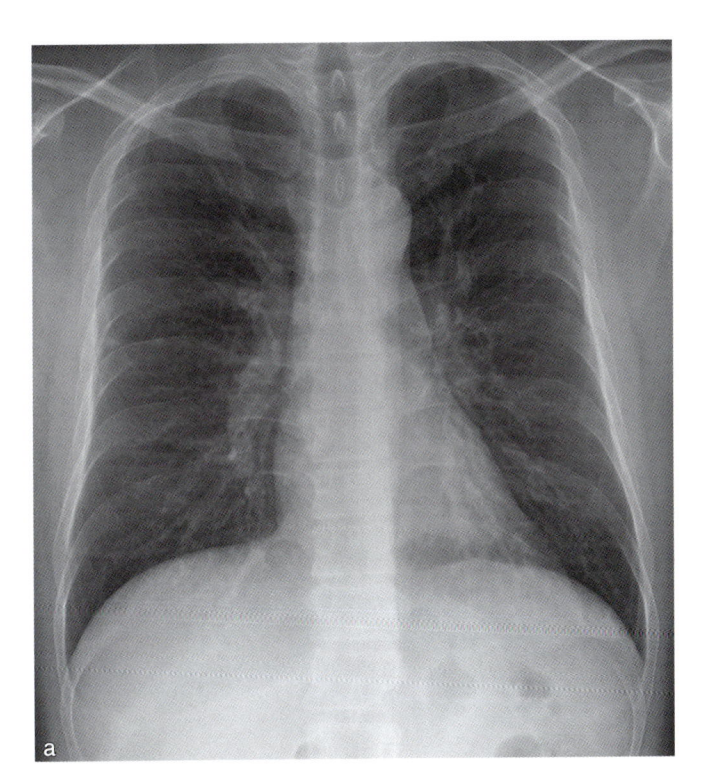

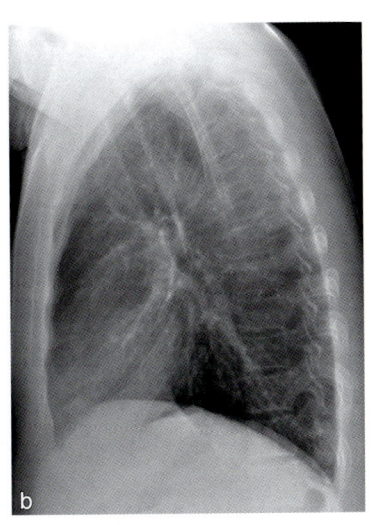

a

b

症例2　　101

Explanation

症例1と同様に，気管支壁が厚くなっている．実は，正面像でも側面像でも気管支壁はよく評価でき，内腔の狭くなった気管支も見ることができる(c, d 白矢印)．側面像で major fissure が見えている(d 矢頭)．後方に向かって軽い凸の弧を描いている．これは，右下葉の容積がやや減少していることを示している．さらに追加すべき所見は，右肺底部で横隔膜面の下方内側に見える辺縁のはっきりした濃い楔状あるいは梶棒状の陰影(c 黒矢印)である．血管の輪郭に比べると少しゴツゴツして内部の透過性も低下している．これは気管支内腔に粘液が詰まった像＝粘液栓形成(mucoid impaction)である．いわゆる肺炎の像は見られない．

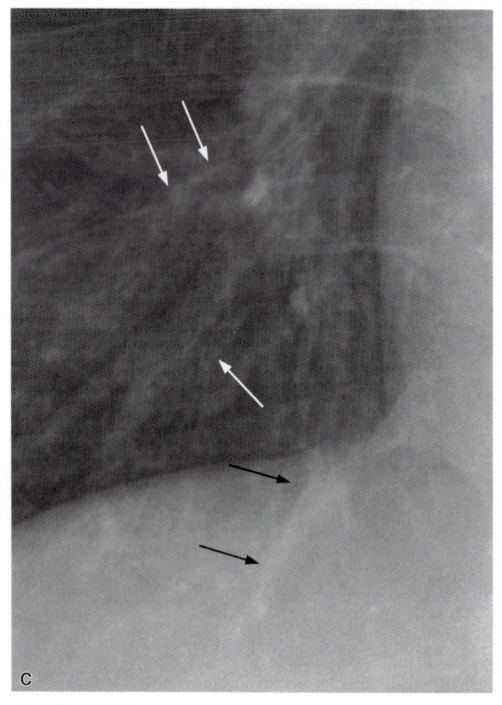

拡大像（正面）

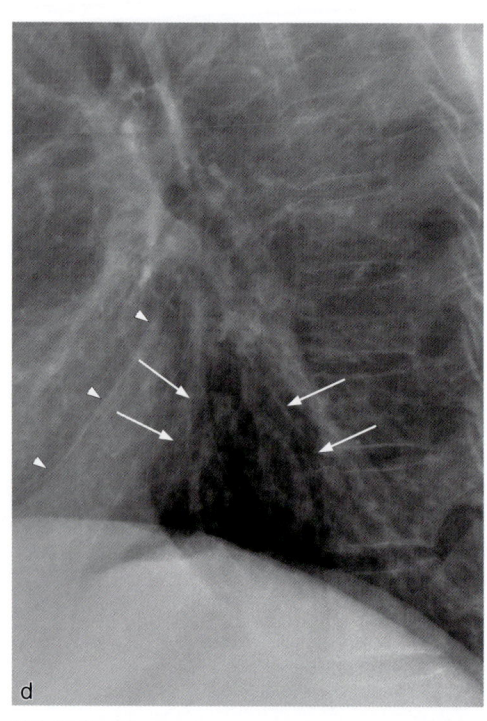

拡大像（側面）

左上肺野外側の辺縁を追跡すると，肺が半球状に外から押されて変形している(e)．これは上から数えて6番目の肋骨の外側に骨折がある(×印)．激しい咳発作で疲労骨折をきたしたものである．

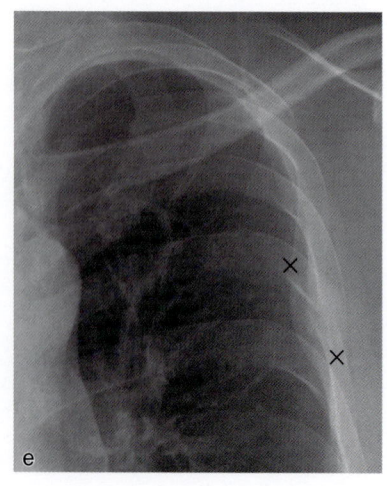

Answer　気管支炎，気管支内粘液貯留

拡大像　e

症例3　無症状　89歳，女性

Question　この例でも気管支壁が厚く見えます．ただし，咳などの臨床症状はありません．高齢女性ですが，どう解釈すればよいでしょう？

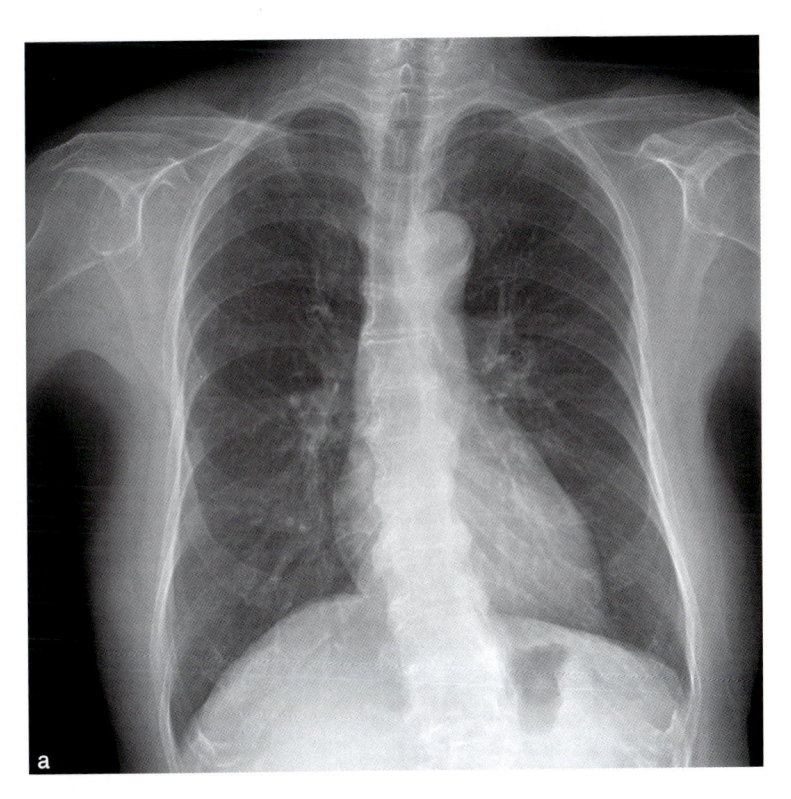

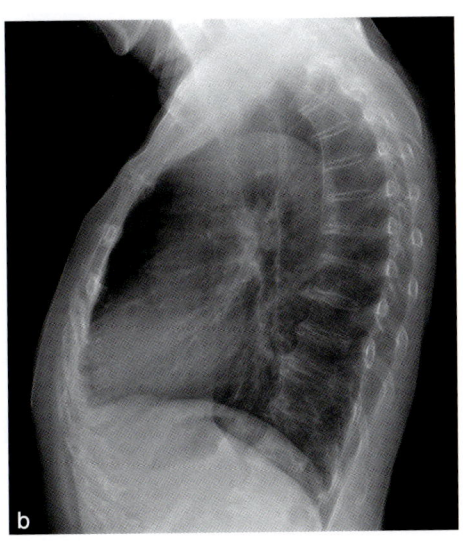

a

b

Explanation

確かに気管支壁が厚く，リング状に見える気管支の壁は厚い（c 矢印）．しかし，左下葉の気管支壁を見ると，途切れ途切れに破線のようになっており，その配列は規則正しい．これは気管，気管支軟骨の石灰化である．よく見ると区域気管支レベルの太い気管支まで広範囲である．

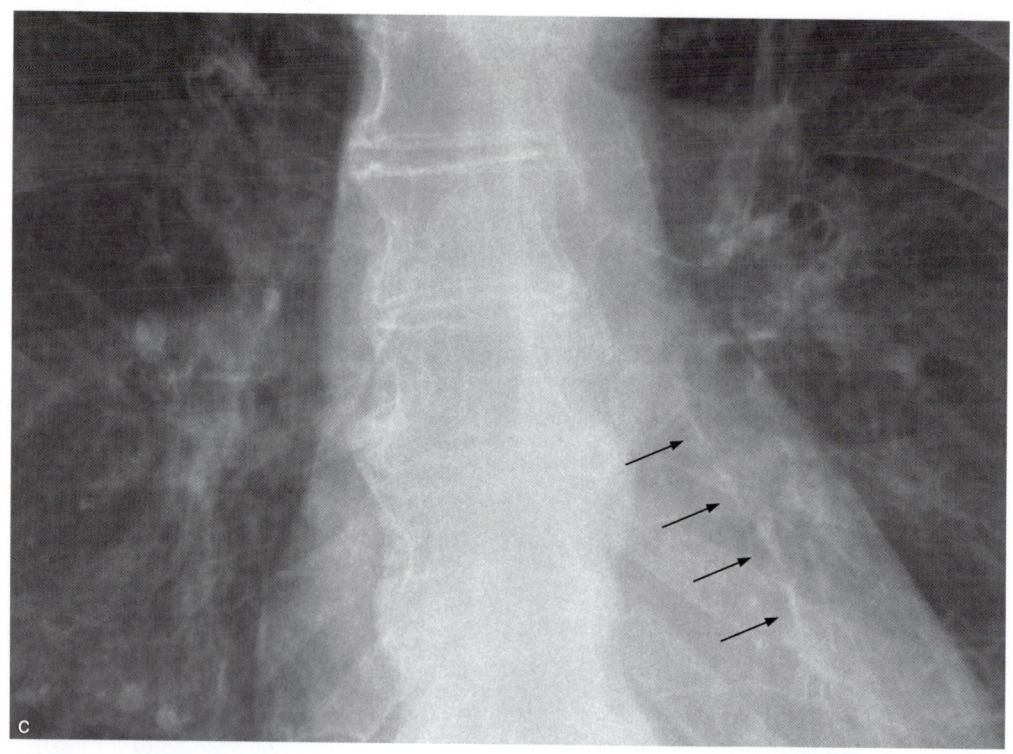

拡大像

　胸部単純写真は管電圧が 120 kVp 程度の X 線を用いて撮影するので，透過性が高く，被曝は少ないが，濃度分解能は低下する．CT は断層撮影なので，気管支軟骨の石灰化は高吸収としてよく描出される（d）．40 歳以上では気管支軟骨の石灰化があってもおかしくないので，気管支壁の肥厚を評価する際には，気管支軟骨石灰化を区別して認識する必要がある．

CT

Answer　生理的変化としての気管支軟骨石灰化

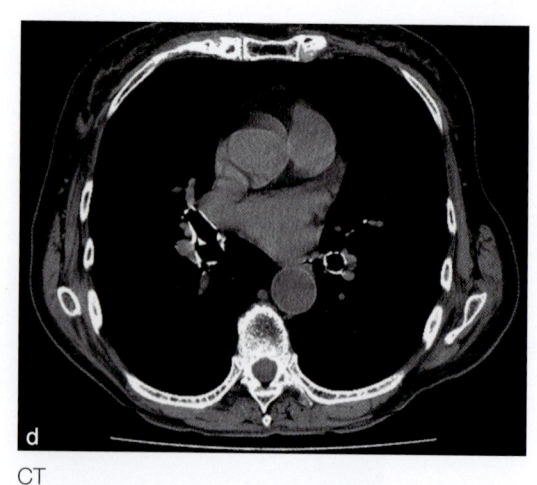

症例4 咳, 発熱 62歳, 女性

Question 痩せ型の女性で, 全体的に肺はよく拡がっています. 肺尖部の胸膜はやや厚め. 心臓はやや縦長で, 下部がわずかに左に寄っており, 左下肺野の容積減少がありそうです. どう診断をつけますか？

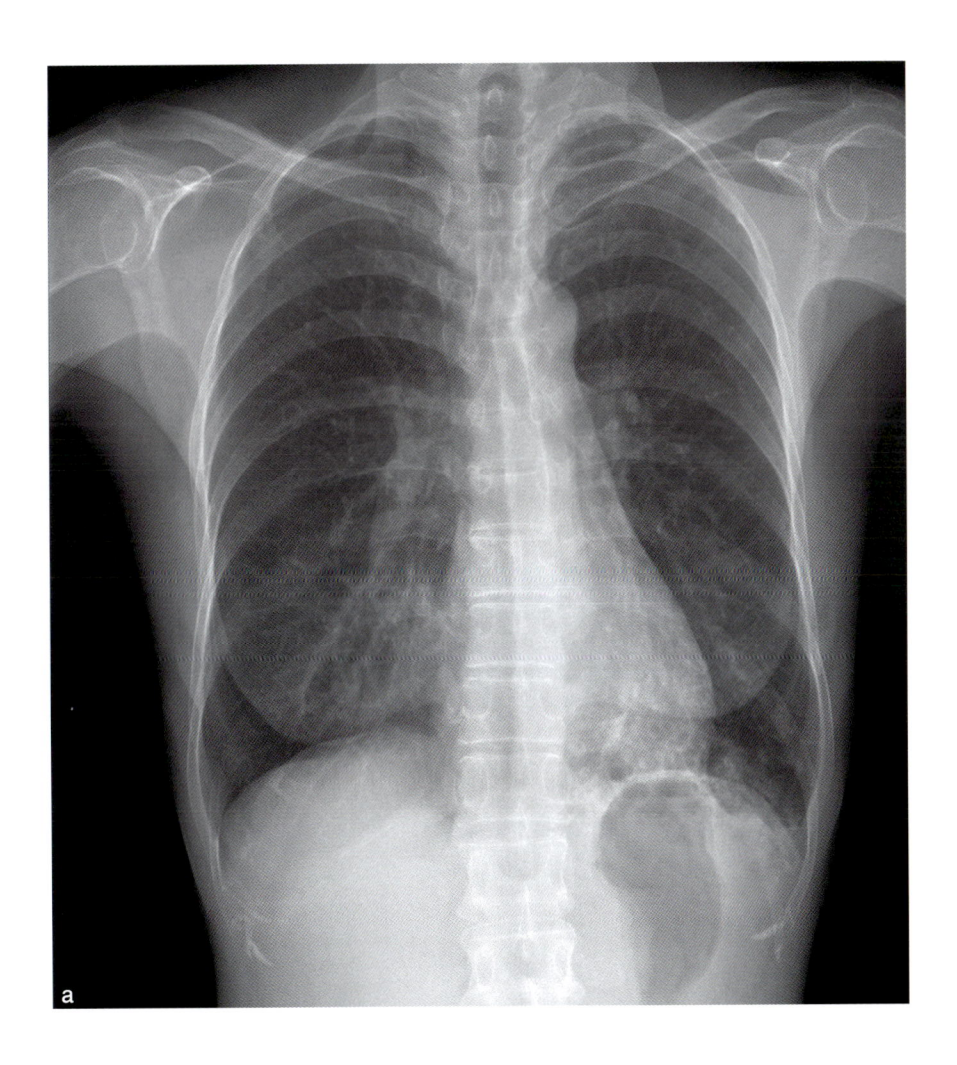

a

Explanation

　右下肺野を見ると，心の輪郭にぼやけがある（b 矢印）．横隔膜面の輪郭は保たれ，下方の肺底部の血管気管支もよく見え，右下葉内側線（azygoesophageal line）もよく見えることから，下葉の含気は良好で，中葉に限局した無気肺あるいは浸潤であることを示している．

　左下肺野では下行大動脈の左の輪郭は広い範囲でぼやけている．横隔膜面の最内側にもぼやけがあり，隣接肺の小さな粒状，斑状影の広範囲の散らばりは横隔膜下にまで続き，肺底部胸膜に接して均一な陰影を波状に形成して終わっている（c 矢頭）．左下葉の広範な病変である．心の背側の血管気管支にも不均一，気管支の壁肥厚の所見がある（c 矢印）．胸水はほとんど見られない．比較的周囲組織の反応が弱く，誤嚥性肺炎の像を示している．

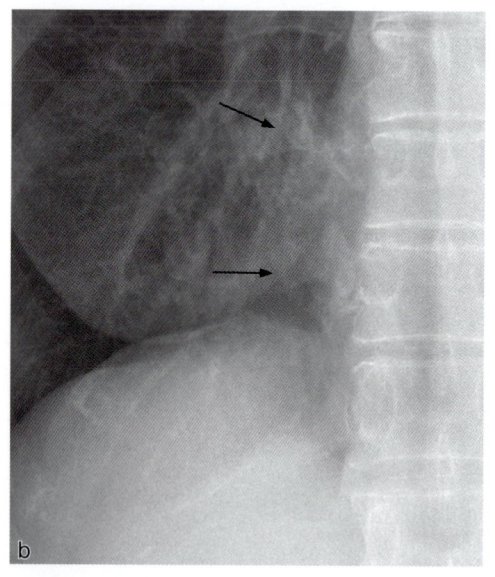

拡大像

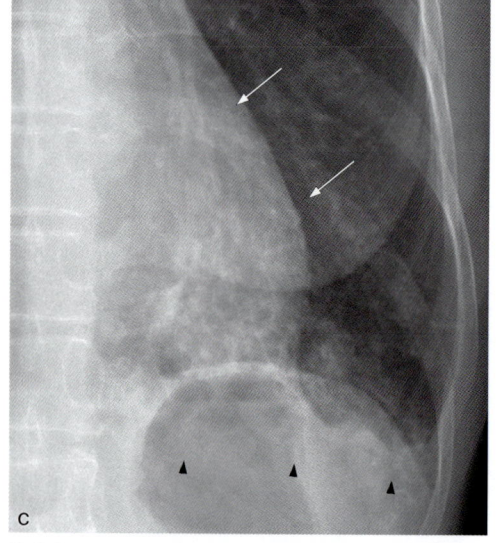

拡大像

　CT では左下葉の広範な気管支壁肥厚および細気管支炎の所見，および，右中葉内側の部分無気肺が描出されている（d 矢印）．

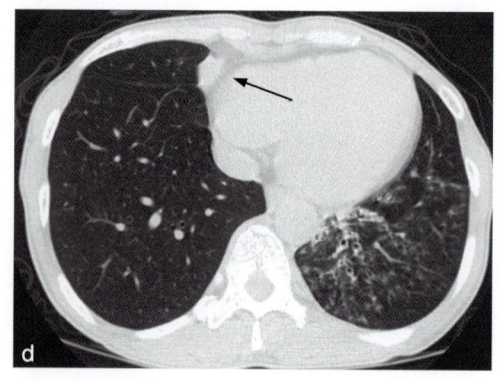

Answer　左下葉肺底区域の誤嚥性肺炎

CT

症例5　呼吸困難　73歳，女性

Question　肺の容積はよく保たれています．全体的なバランスも良好．全体に小さな不整形の粒状影がびまん性に全肺野に見えます．胸水はありません．粟粒結核や肺転移が鑑別に挙がるでしょうか．

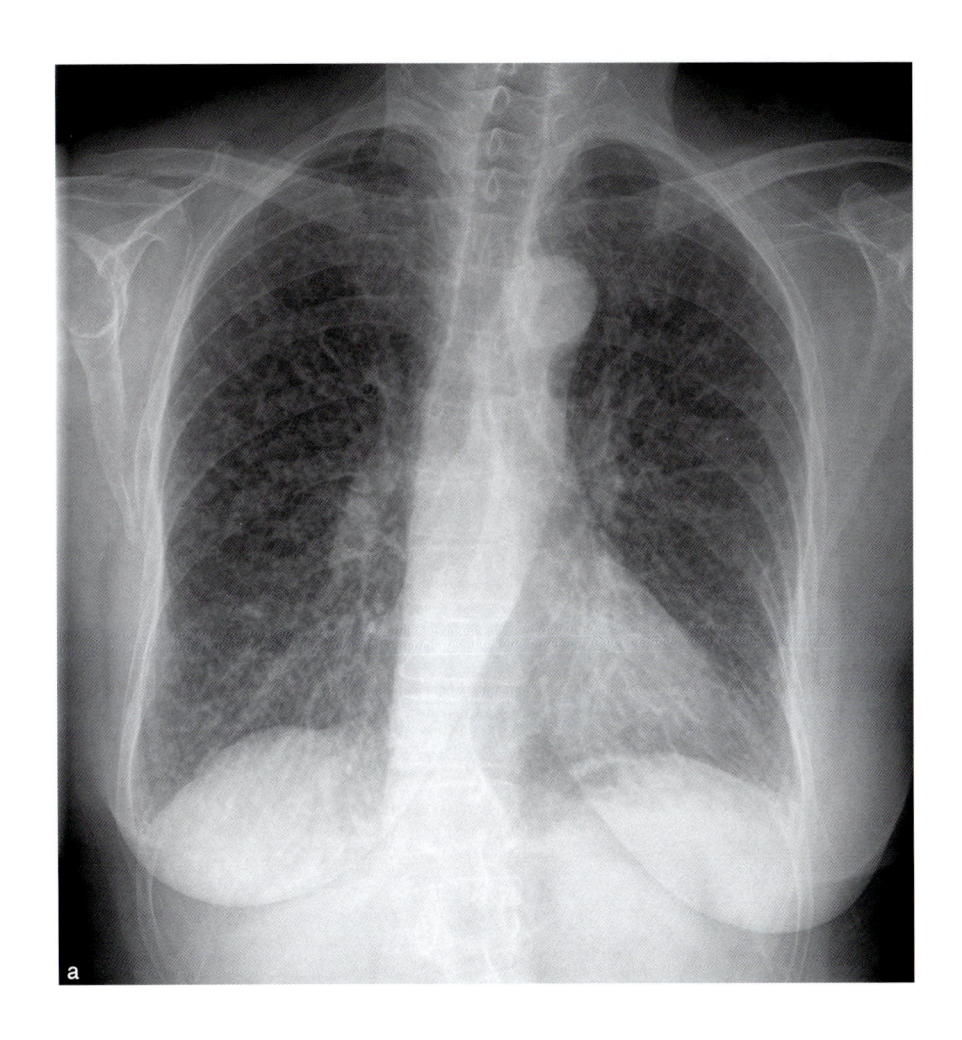

Explanation

　不整形のやや末梢優位の粒状影の散布の所見は重要である．5 mm 大あるいはそれ以下のサイズの不整形に粒状影の散布であり，1 個 1 個は小さな粒でそれぞれ不整な勾玉状の構造を示す．小さなテトラポッド様で，真ん中に小さな穴が空いているように見える．中枢の気管支の壁もわずかに厚めである．形や大きさがよく揃っているのが特徴である．粒状影のびまん性散布として現れる結核や転移とは，その形態から鑑別できる．

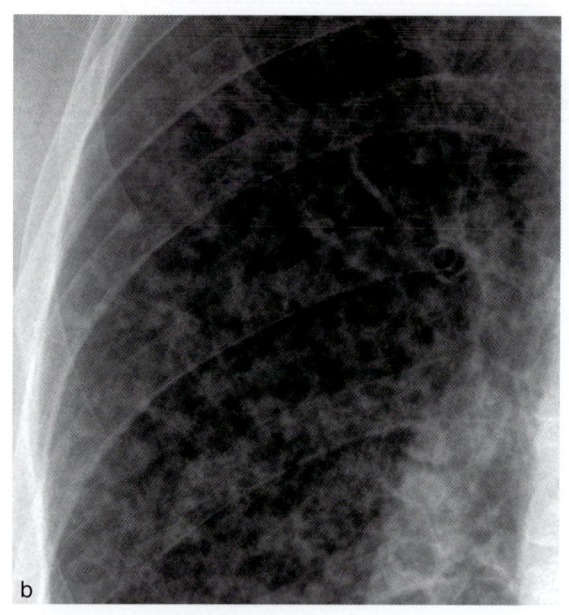

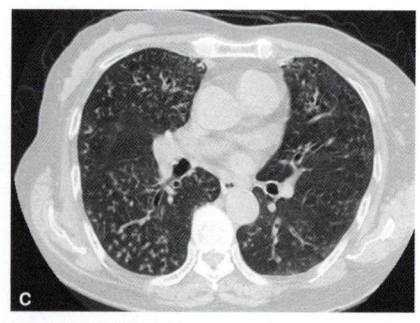

拡大像　　　　　　　　　　　　　　　CT

　CT では，末梢の肺野を中心とし小鳥の足跡のような小さな楔状あるいは分岐状の結節がある．病変が小葉中心性で，末梢細気管支およびその周囲の肥厚の所見であることがわかる．末梢肺にびまん性に均等に散布する 2〜3 mm の大きさの不整形陰影は，細気管支レベルまでの末梢気管支壁とその周囲組織の変化に対応し，びまん性汎細気管支炎（diffuse panbronchiolitis：DPB）として知られている．

Answer　びまん性汎細気管支炎

Key note 肺の小葉（lobule），二次小葉（secondary lobule）と細葉（acinus）

　肺の小葉とは約 1 cm の大きさの末梢肺の単位で，小葉間隔壁によって境界される小葉細気管支の分布領域である．気管支は中枢から数えて 16 分岐して小葉細気管支に到達するとされている．小葉の 5, 6 個の集簇した単位を二次小葉と呼ぶ．これは大きさ約 2〜3 cm で，CT 上で末梢肺実質を評価する際の基本的単位である．小葉細気管支はさらにその後 3〜5 分岐して終末細気管支に到達する．終末細気管支は，さらに呼吸細気管支に連続し，最終単位としての細葉（acinus）に達する．この細葉は mm 単位の大きさで，肺胞道や肺胞を含む．

症例6 肺の嚢胞性変化 71歳，男性

Question 右肺の容積が左に比べて小さく，両下肺野で気管支壁が厚く見えます．右下肺がデコボコして見えますが，その中身はどうなっているでしょうか？

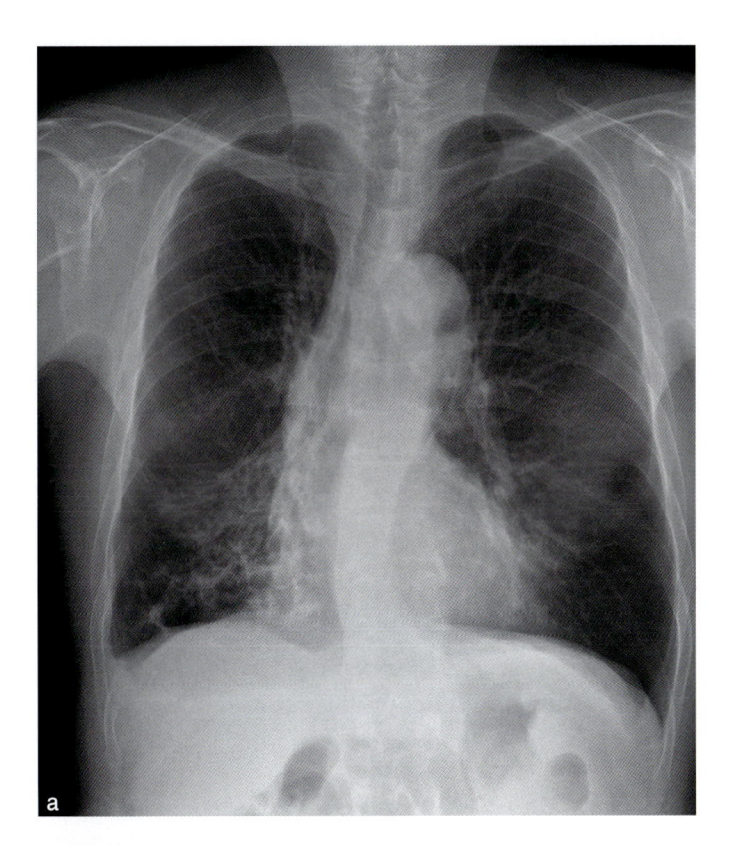

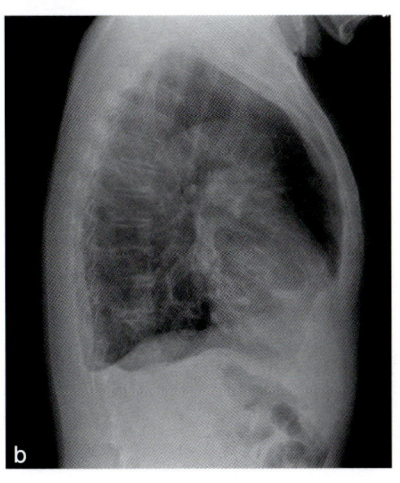

a

b

Explanation

　よく見ると，右の中葉と下葉の気管支壁が厚く，肺底部には 20 mm 内外の大きさの囊胞状の変化が数個重なって見えている(c, d)．ここで注目すべきは，この囊胞の下面が厚く，よく見ると水平面が形成されていることである．このことから，これらの囊胞は気管支の拡張したものであり，その内部に液体を含んだものであることがわかる．

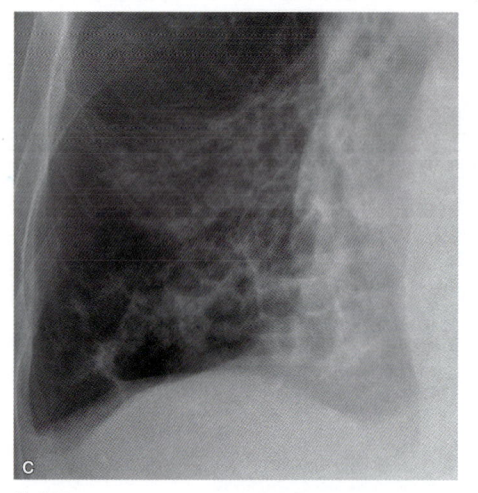

拡大像 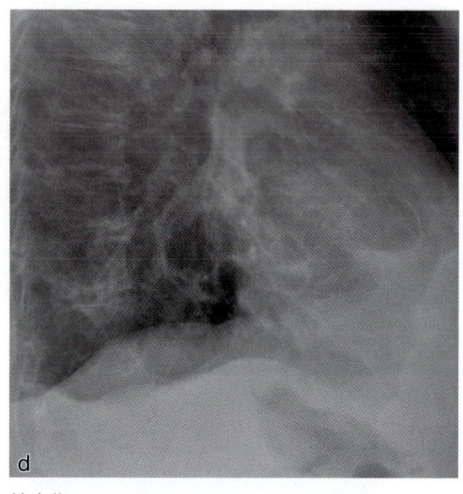　　　　　　　　　　　　　　　　拡大像

　気管支が囊胞状に拡張すると気管支壁は薄く，単純写真での診断が難しくなることがある．本例のように，炎症を起こして内部に粘液が溜まり，鏡面形成が生じれば，診断は容易となる．CT では薄い気管支壁もよく見えるので，その診断は容易である(e)．気管支造影はすでに過去の検査になっている(f)．

参考症例
38 歳，男性　　cystic bronchiectasis

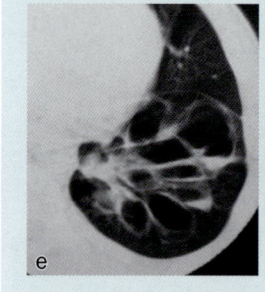

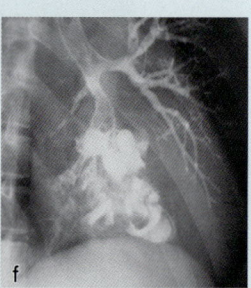

Answer　囊胞状気管支拡張症と内腔の分泌液貯留

Key note　Kartagener(カルタゲナー)症候群

　内臓逆位，気管支拡張，不妊を 3 徴候とする疾患群である．線毛運動障害を生じる先天性疾患であり，気管支粘膜の線毛上皮の運動障害によって気管支炎，気管支拡張をきたす．また，胎児の臓器形成期の線毛運動の欠如によって内臓逆位になることがあり，卵管や精子の線毛運動障害による不妊を伴うことも多い．Kartagener 症候群を含めた一連の先天的な線毛運動障害を immotile cilia syndrome あるいは dyskinetic cilia syndrome と呼ぶことがある．

症例 7 咳嗽，呼吸困難 45歳，男性

Question 画像はしっかり見ないと危ない典型的な例です．
頑張って診断してみましょう．

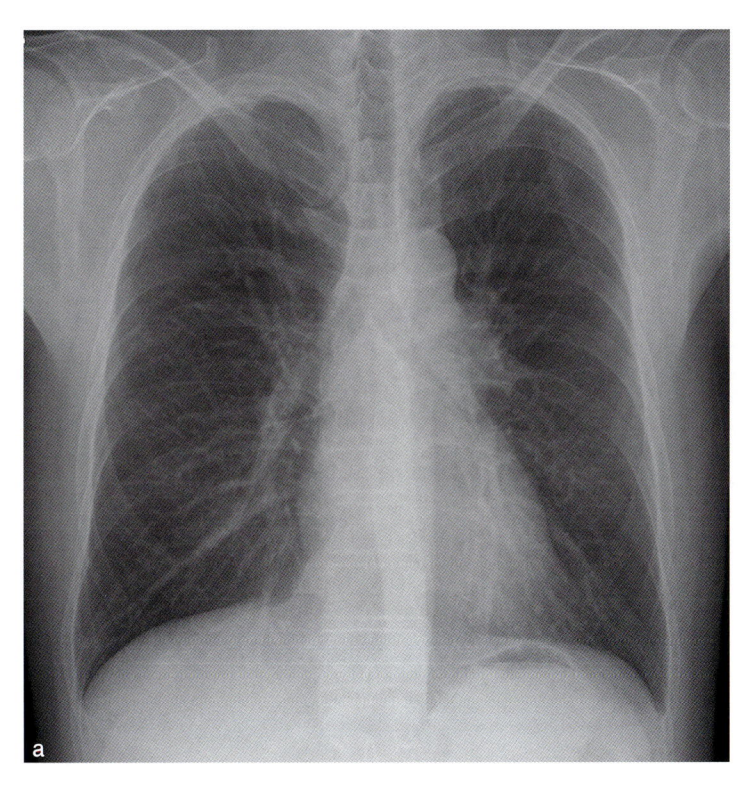

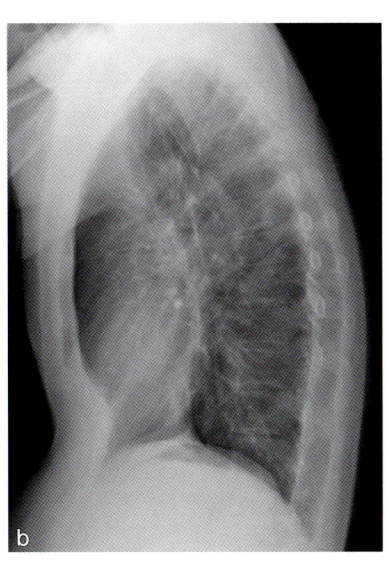

Explanation

　胸部下行大動脈の輪郭が弓部直下の 5 cm 程度の範囲で見えないことに気づく必要がある（c）．また，左肺動脈の基部がべったりとしている．心の輪郭から上行大動脈への移行の 3 本の線も見えない．いわゆる大動脈肺動脈窓＝AP window が塞がっている．そこで気管支の内腔を追跡すると，やはり，左主気管支から下葉枝の移行部は上から押されて狭くなり，上葉枝の分岐が全く見えないことがわかる．つまり，一見何でもないように見えるが，実は大変なことが起きている．シェーマを示したので，正常コントロールと比較して動脈窓の見え方をよく理解してほしい（d, e）．側面像で胸椎に重なる半球状の 20 mm ほどの腫瘤陰影が見える（f 矢印）．

　CT を参照すると，下葉の S6 の半球状の腫瘤が原発巣であり，肺門部にリンパ節転移により左上葉支を閉塞させていることがわかる（g）．

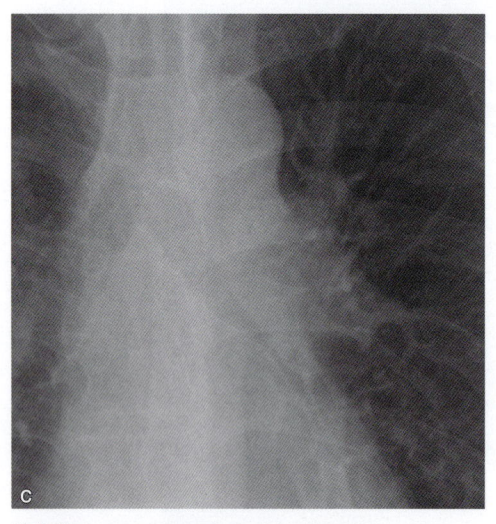

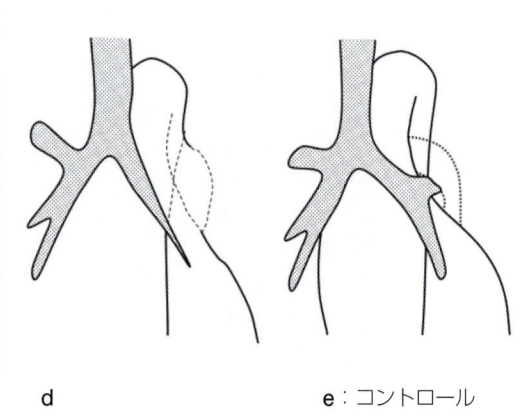

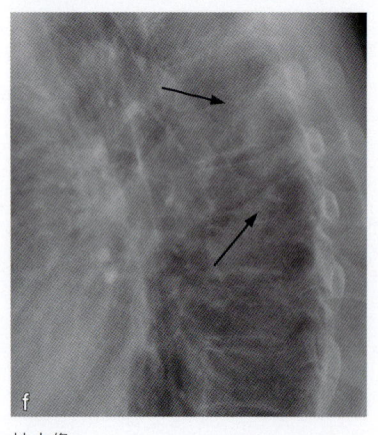

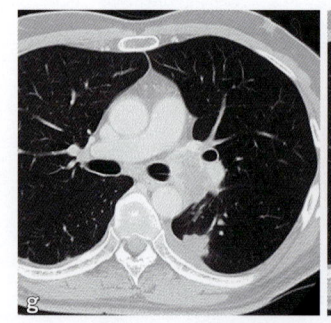

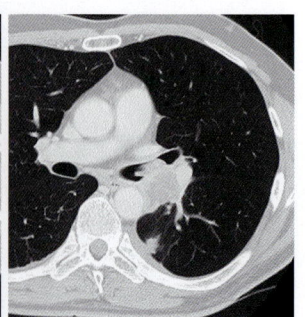

c 拡大像

d　　　　　　　　　e：コントロール

f 拡大像　　　　g CT

Answer　左下葉 S6 肺癌リンパ節転移による左上葉支閉塞

症例 8 息切れと動悸 93歳, 女性

Question 心臓は大きめ. 右の肺は小さく, 右の肺底部には胸膜の癒着があります. その他の大事な所見は？ 肺の過膨張は大きなヒントです.

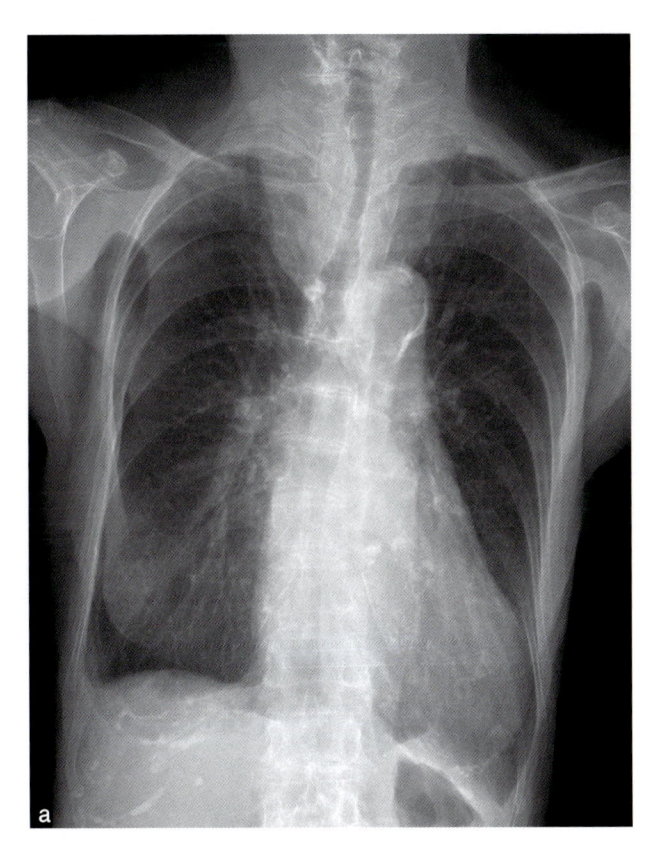

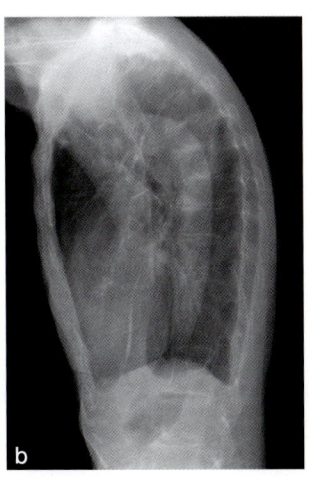

Explanation

　鎖骨の上のレベルで気管が少し右から押されて凹んでいる．大動脈弓レベルの気管が正常の太さとすれば，鎖骨レベル以下の気管の内腔も両側から押されるように狭い．鎖骨レベルがちょうど頸部と胸部の移行部に相当する．つまり，正面像からは，鎖骨より上下の気管が連続して両側から押す腫瘤性病変であることがわかる（c 矢頭）．側面像を見ると，肺の上部から突出する輪郭明瞭な腫瘤陰影が見られる（d 矢印）．胸腔内の気管を強く前側に圧排している（d 矢頭）．上記の所見は甲状腺の腫大とその胸腔内進展を見ているものである．

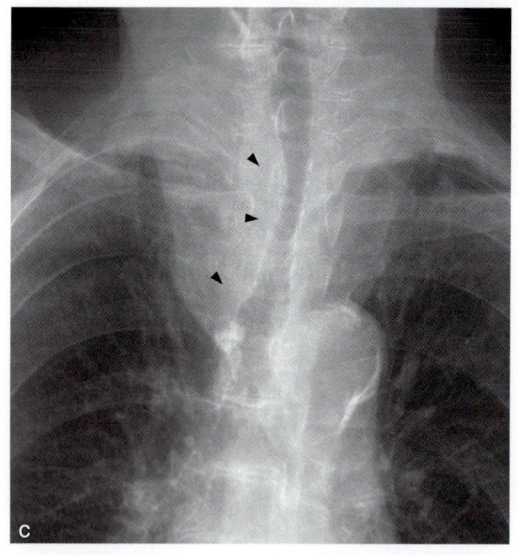

拡大像（正面）

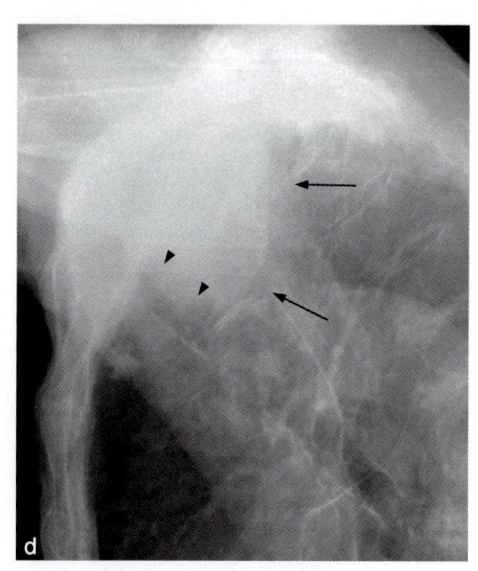

拡大像（側面）

Answer　胸腔内甲状腺腫（intrathoracic goiter）

Key note　鎖骨から頭側は頸部である

　気管の上 1/2 は頸部に，下 1/2 は胸腔内にあり，その移行部が鎖骨と考えてよい．症例 8 では頸部から胸部の気管に連続する圧排の所見があり，甲状腺腫瘍と考えて，まず間違えることはない．側面を見ると胸腔内では予想を超えて背側方向に張り出している．

症例 9 　肺炎を起こしやすい　60歳, 女性

Question　主題は気管支の病気です．肺門近傍で気管支壁が全体に厚くなっているのがわかると思います．ここではもう一歩踏み込んで診断してください．

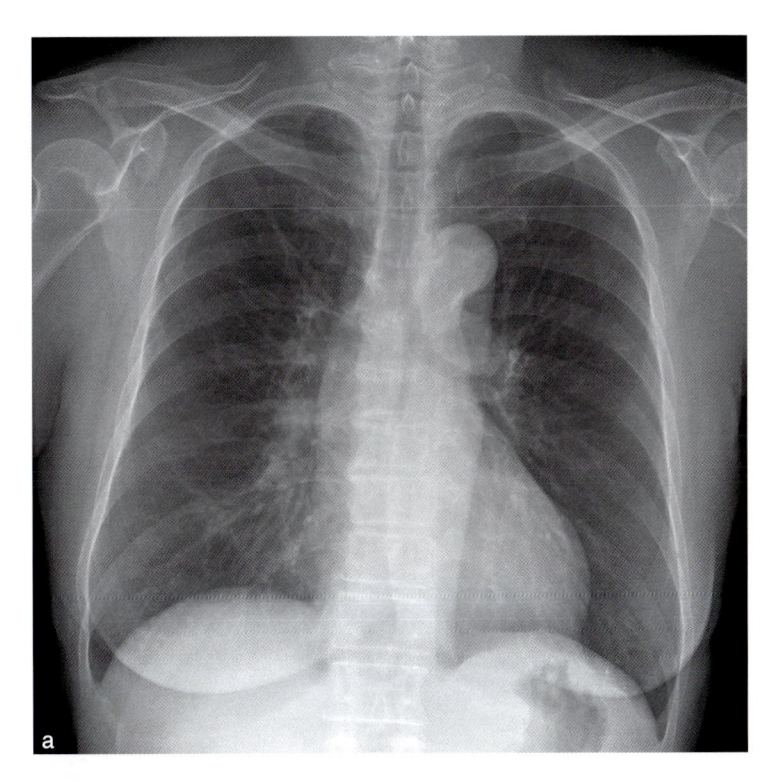

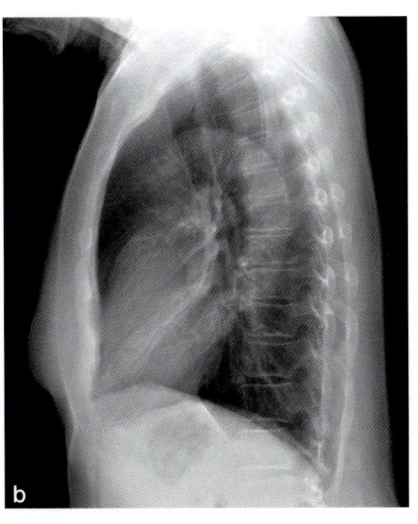

Explanation

　左右の主気管の内腔がデコボコして狭くなっている．両肺の広い範囲の変化である．通常の気管支炎や繰り返す肺炎，気管支拡張症では，壁の肥厚は区域気管支から末梢の気管支の限局した変化あるいは偏在した変化であることが多い．本例では，気管や主気管支から区域気管支までの壁（c 矢印）が連続的にびまん性に厚い（c, d）．肺には特に異常はない．このような場合は全身的な疾患を考慮する必要がある．リンパ腫や，サルコイドーシス，アミロイドーシス，結核などが挙げられる．明らかなリンパ節腫大はなく，気管支アミロイドーシスと最終的に診断された．

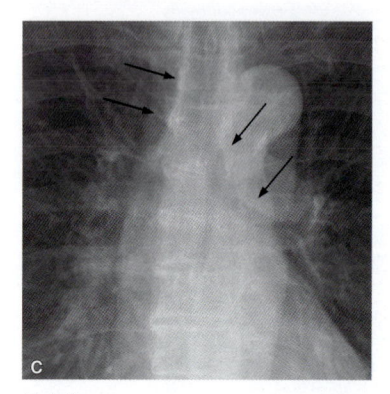

c 拡大像

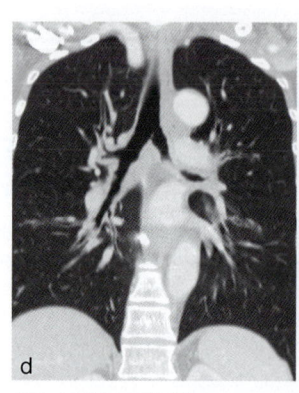

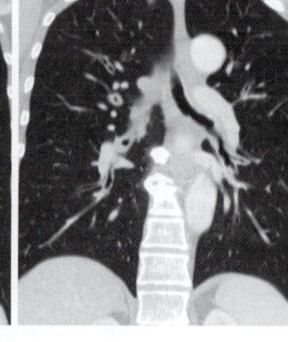

d CT，冠状断再構成像

Answer　気管支アミロイドーシス

参考症例　31歳，男性　tracheobronchopathia osteochondroplastica

　気管，気管支壁の軟骨の石灰化が強く，また厚くなっており，内腔の狭小化はそのため生じているように見える．原因不明の気管支軟骨の疾患である．このほか，類似の疾患として全身の軟骨の炎症を引き起こす relapsing polychondritis や，軟骨の脆弱性による tracheobronchomalacia などが知られている．

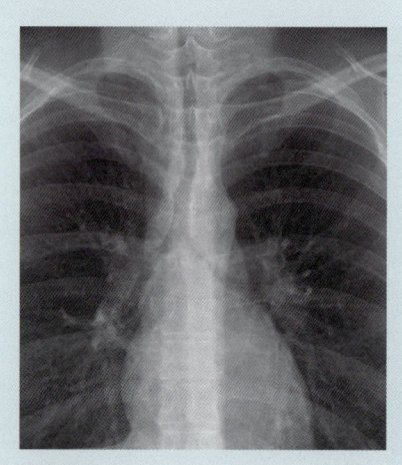

拡大像

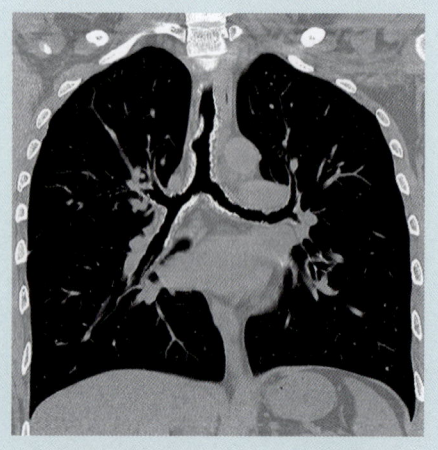

CT，冠状断再構成像

症例10 検診で異常を指摘された 46歳，女性

Question 異常陰影は右上肺野にあり，奇妙な形をしています．最も可能性の高い診断は何でしょう？ 無症状が大きなヒントです．

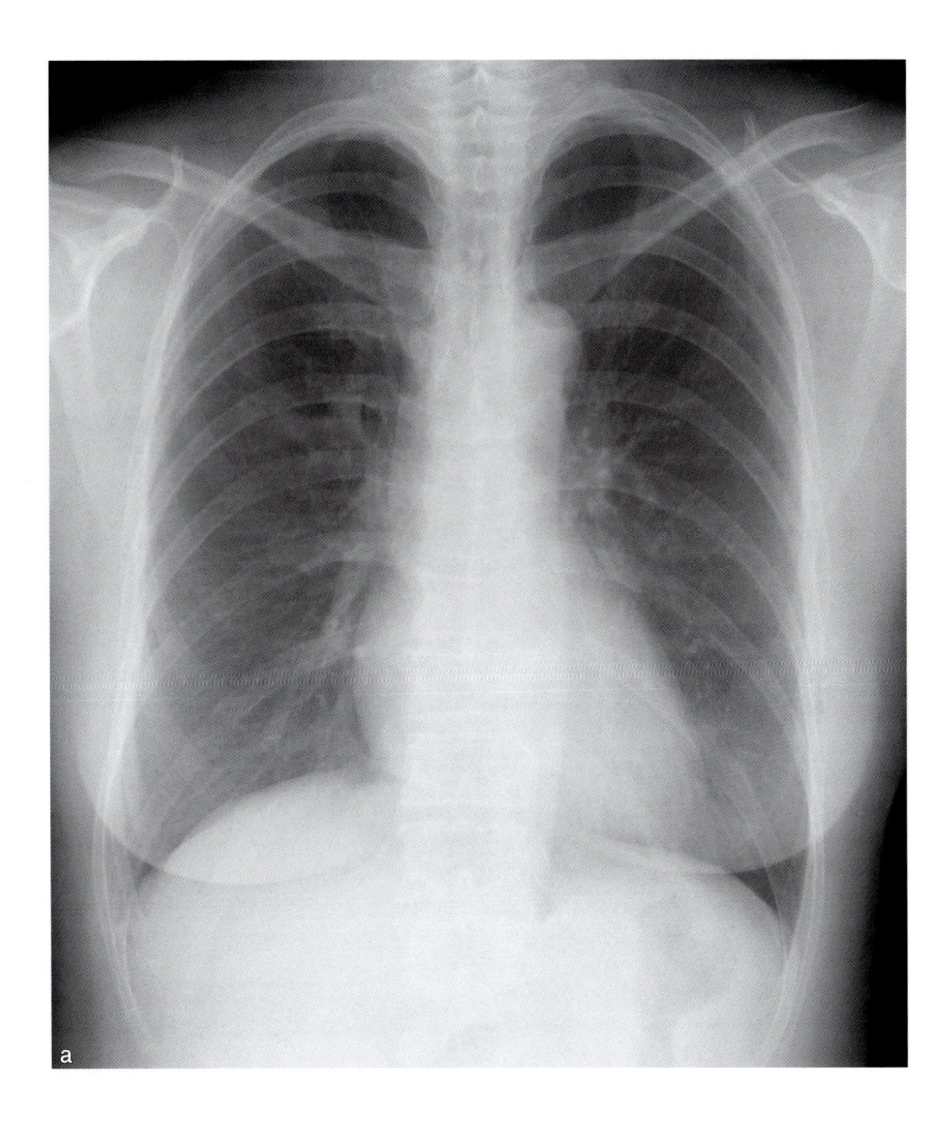

a

Explanation

　右上肺野の肺門よりに魚の尾びれのような陰影が見られ，太い部分が肺門側に向かっている他の血管陰影に比べ輪郭はシャープで平滑，分岐は少ない(b, c)．CT では2分岐した細長い病変で，部位は右下葉S6．単純CTですでに均一に高吸収であり，内部に乳状石灰化を含むと予測される．気管支の中枢側が閉塞し，気管支粘液が内腔に貯留して鋳型状になったものである．気管支閉鎖症であり，先天的なものが多い．

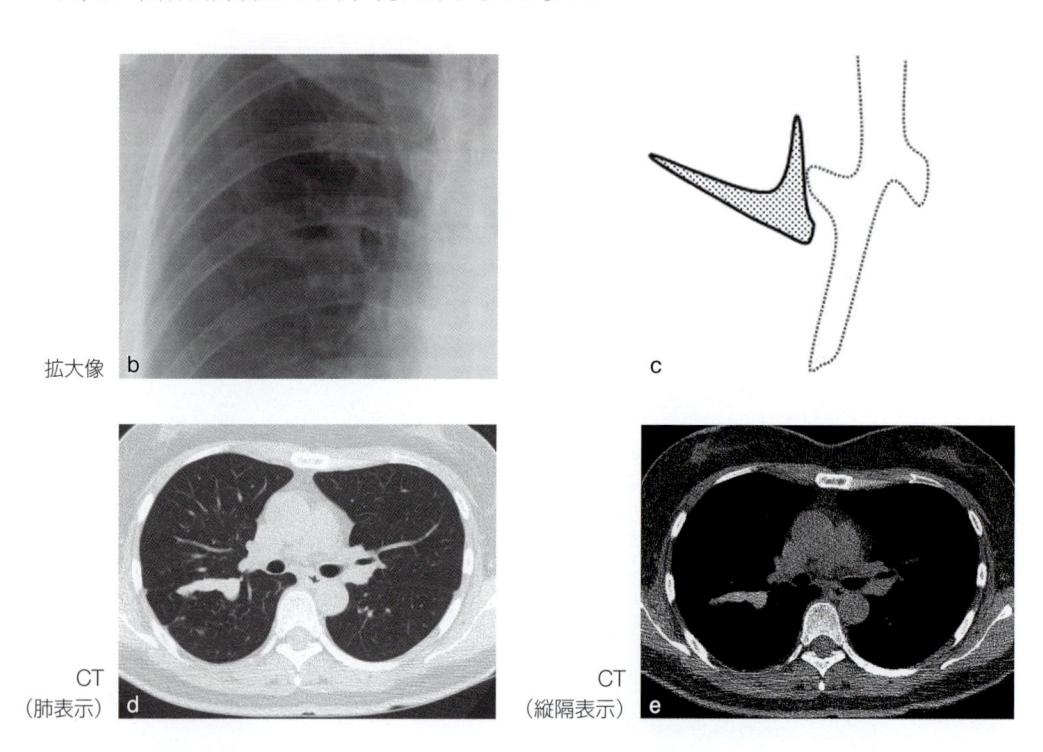

拡大像 b

c

CT（肺表示） d

CT（縦隔表示） e

Answer　気管支閉鎖症（bronchial atresia）

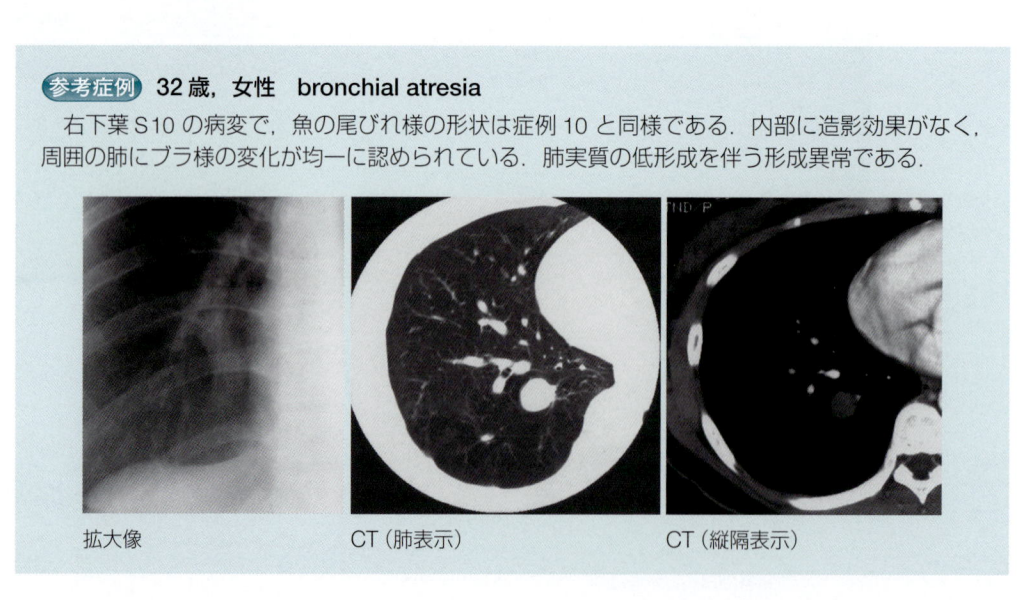

参考症例　32歳，女性　bronchial atresia

　右下葉S10の病変で，魚の尾びれ様の形状は症例10と同様である．内部に造影効果がなく，周囲の肺にブラ様の変化が均一に認められている．肺実質の低形成を伴う形成異常である．

拡大像　　　　CT（肺表示）　　　　CT（縦隔表示）

VII

心血管と肺循環の診断演習

胸部単純X線検査の臨床的な意義の1つは，肺のうっ血や浮腫を評価することにあります．肺血管の太さや血管周囲の浮腫が評価できないのでは，その価値は半減してしまいます．
　本章では，基本的なアプローチの方法を症例を見ながら解説していきます．

症例 1 労作時呼吸困難，発汗 43歳，男性

Question　左下葉内側に肺炎があるように見えます．全体に肺血管の見え方をどう評価しますか？

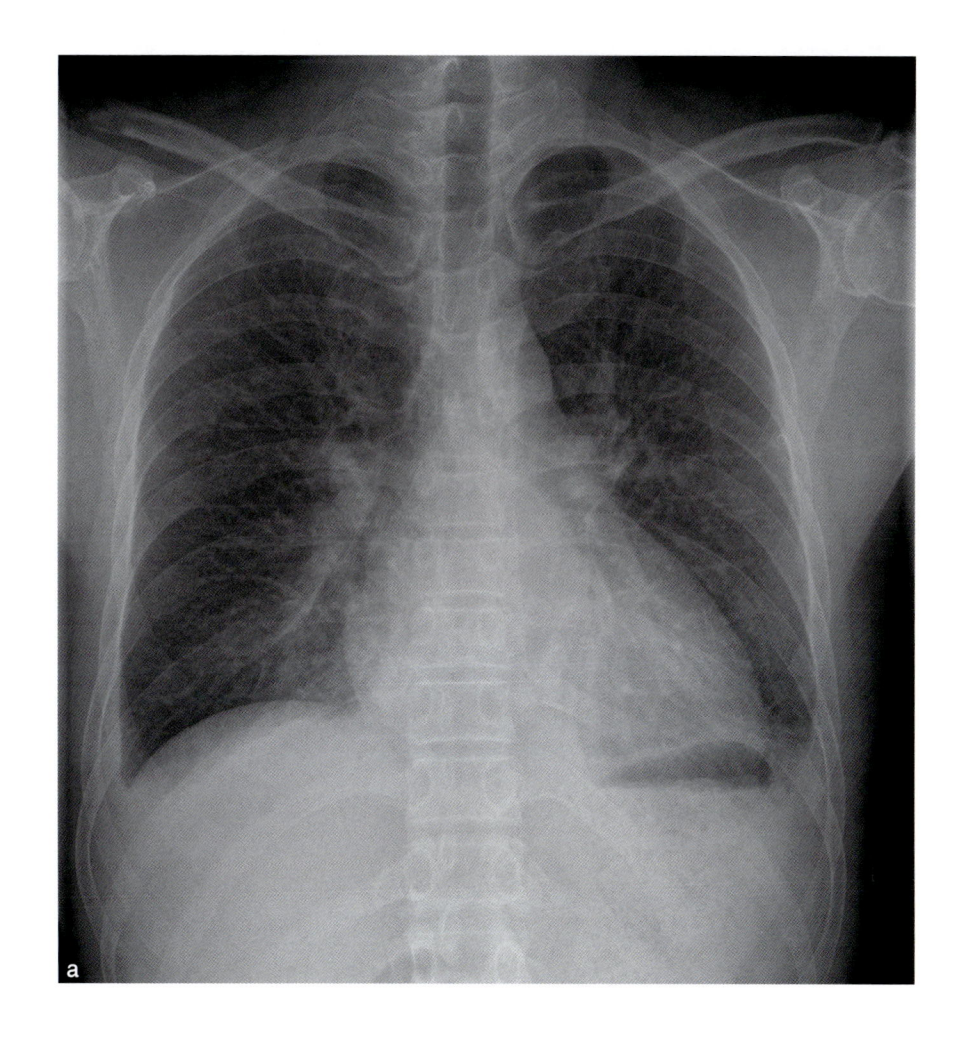

Explanation

軽い心拡大があり，左下葉内側に含気の減少（b 矢頭）も見られるが，そのほかには明らかな浸潤影は見られない．右下肺外縁は胸壁から 10 mm 程度離れているので，これは胸水の所見（b 矢印）である．左側にも少なからず胸水がある．

心不全解消後の画像（c）を見ると，胸水は消失し，左下葉内側の索状影は消失している．一過性の部分無気肺と考えられる．

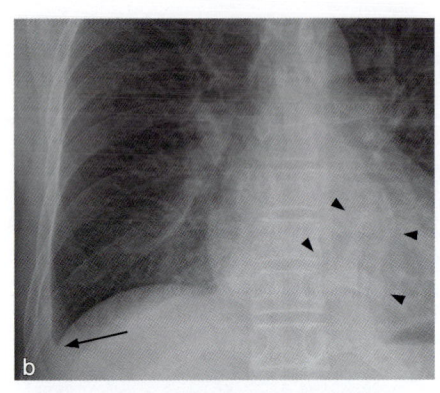

b 発症時

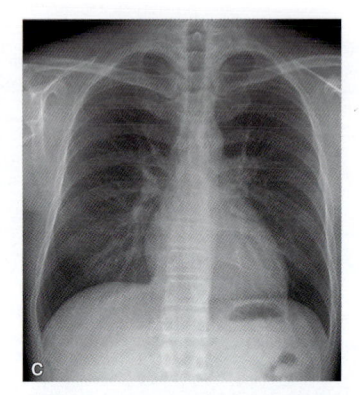

c 離脱後

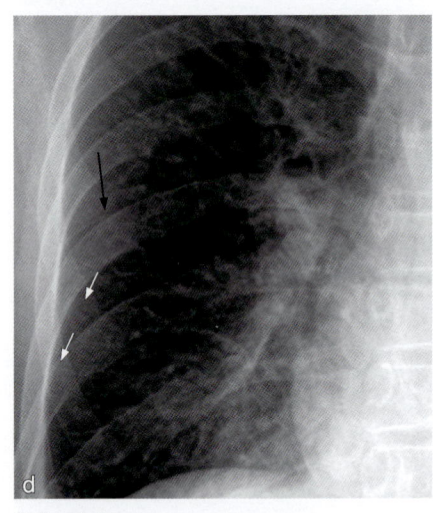

d 肺うっ血時

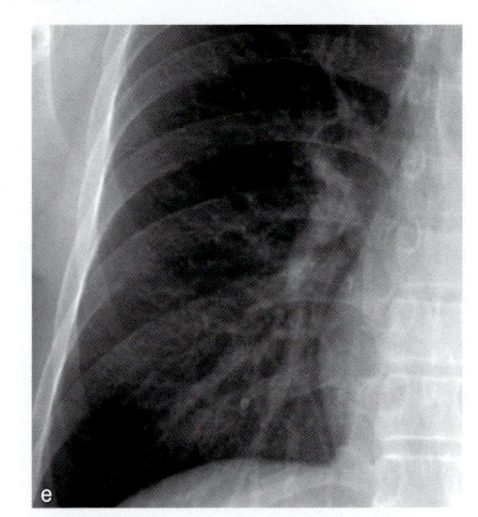

e コントロール

拡大して，うっ血時の肺血管の見え方をコントロール像と比較してみよう．うっ血時には，肺血管が太くなり末梢肺まで血管がぶつぶつに見える．コントロールの画像（e）と比べると，やや霞がかったように見える（d）．肺の外側の胸膜まで達する線状影が Kerley B line（d 白矢印）である．小葉間隔壁の浮腫性肥厚とされている．中枢側では血管の輪郭が全体に毛羽立ち，枝が増えたように見える．末梢の肺動脈や気管支周囲の間質は厚くなり，葉間に沿った間質の浮腫により minor fissure もわずかに肥厚している（d 黒矢印）．

Answer　肺血管の拡張と血管周囲間質の浮腫．急性心筋梗塞に伴う肺の間質性浮腫

症例 2 　胸痛発作　83歳，男性

Question 　胸痛発作で発症した心筋梗塞です．肺血管の見え方について評価してみてください．

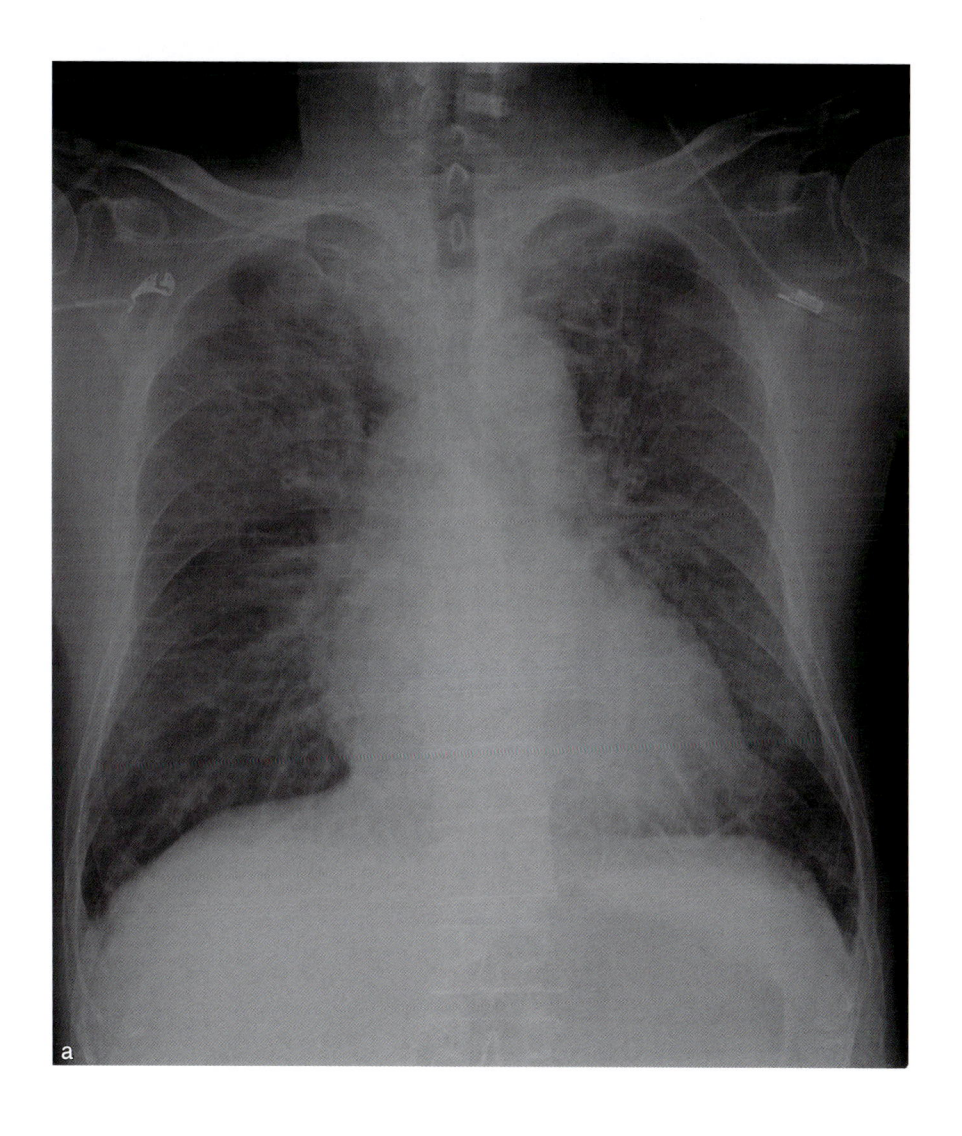

症例2

Explanation

心拡大があり，肺血管が太い．特に上肺野の内側に太い血管が見える．上肺静脈の拡張の所見である(b 黒矢印)．これらの血管の輪郭はぼやけ，気管支の壁も厚く輪郭はぼやける(b 白矢頭)．全体に血管の枝も増えたように見える．さらに上肺野は全体に靄がかかったようでもある．肺静脈の拡張とそれに伴う血管周囲の間質の浮腫，さらにそれだけでなく，肺胞性の浮腫も加わっている．

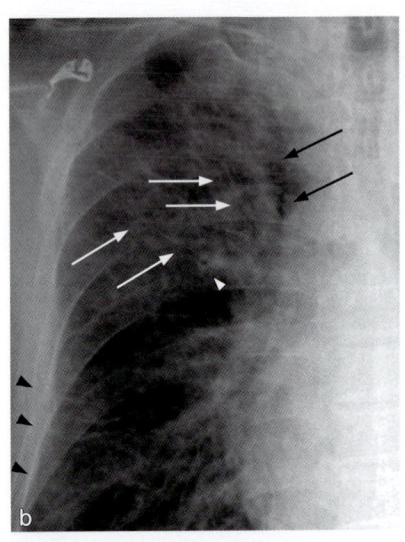

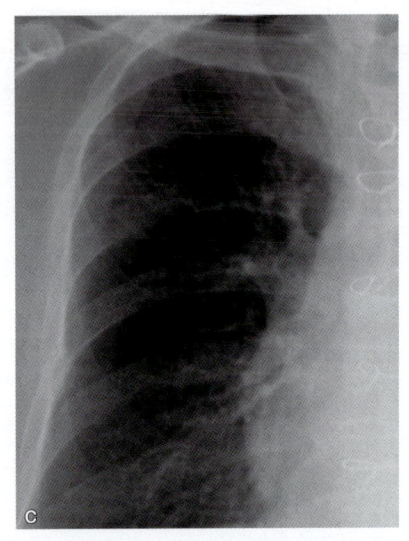

b 拡大像　　　　　　　　　　　　c コントロール

間質性の浮腫を表す Kerley line には A, B, C と 3 種類あるが，そのうち Kerley B が最も有名で出現頻度も高い．下肺野の外側で胸膜まで続く横走する短い線状影で，浮腫の際のリンパ管の胸膜に向かうドレナージが見えているとされる．ここでは複数の線が並ぶ(b 黒矢頭)．一方，Kerley A は，肺門に向かう 4〜5 cm の長い極細線で，やはり肺門に向かうリンパのドレナージルートとされる(b 白矢印)．肺底部の網状影である Kerley C については，ほとんど目にする機会はない．本症例では，Kerley B と Kerley A の 2 種類を見ることができる．

Answer　左心不全に伴う著明な間質性浮腫

> **Key note** CTR(cardiothoracic ratio)の意味
>
> CTR(心胸郭比)は心臓の大きさの指標である．CTR＝50% というのは 1 つの目安だが，分子である心臓が大きければ，または，分母である肺が小さければ CTR は大きくなる．肺気腫では CTR＝35% で十分に心不全になり，肺線維症では心不全がなくても 50% を超える．
> 　呼吸の程度は CTR に大きく影響する．息の吸い方が十分であれば CTR は小さくなり，息の吸い方が悪ければ CTR は大きくなる．息の吸い方は，分母，分子の両方に影響して CTR を大きく変化させるので，% でなく実測値で示すほうがよい．
> 　普通の体格であれば，心の横径は 14 cm が目安になる．

症例3 著明な下腿浮腫および悪心 94歳，女性

Question 肺には広範な浸潤があります．それだけでは読影したことにはなりません．より客観的な所見の拾い上げが必要です．この画像から読みとれる所見を挙げてみましょう．

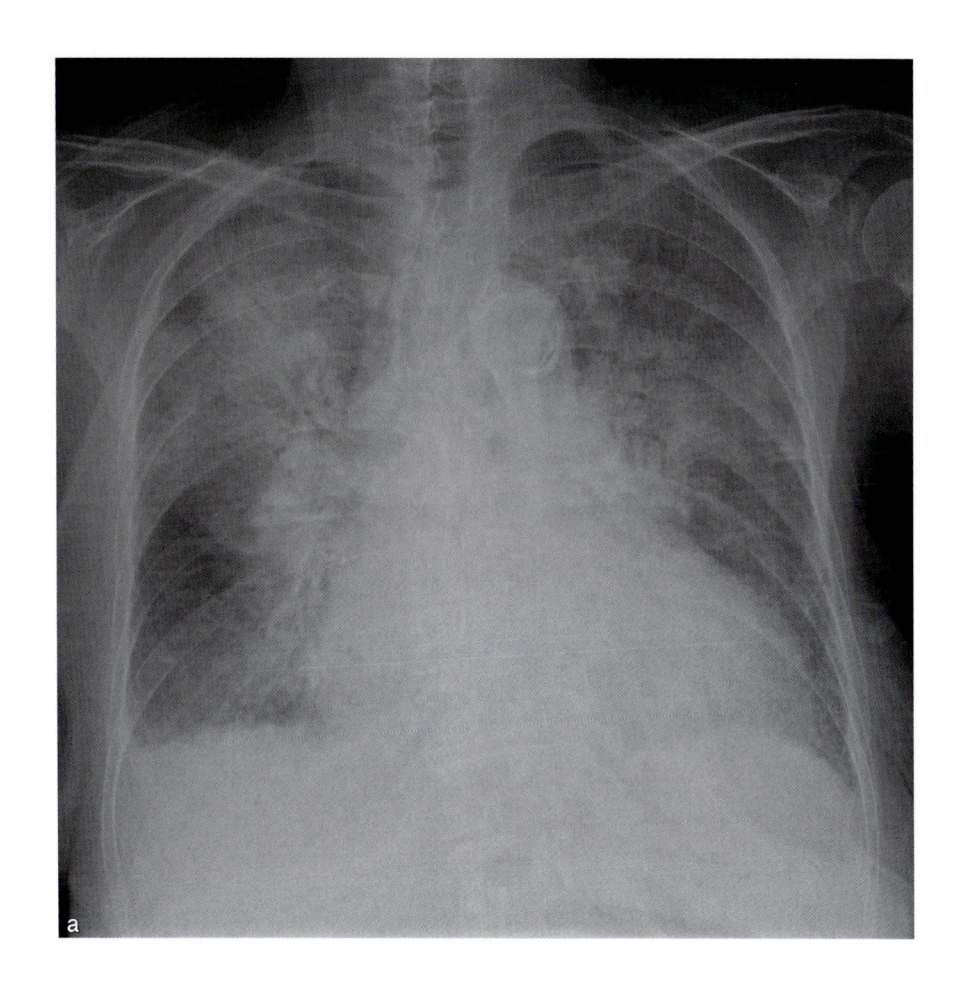

Ⅶ 心血管と肺循環の診断演習

症例3　125

Explanation

臥位の写真ではあるが，明らかな心拡大と，両側に胸水の貯留があり（a），Kerley B line も見える．これらは重要な所見である．肺の膨らみは良好．両肺に著明なびまん性の浸潤がある．内部に肺の血管構造は見えないが，拡張した肺血管があるように見える．右上肺野では気管支内腔の空気だけが air bronchogram として見えている（b 矢印）．また，胸膜直下の末梢肺が 1～2 cm 程度の範囲で spare されている．この所見は肺浮腫に特徴的な像である．さらに，輪切りの気管支周囲もドーナツ状に edema が取り巻いている（b 矢頭）．肺胞腔をほぼ完全に置換するのを肺胞性浮腫（alveolar edema）という．

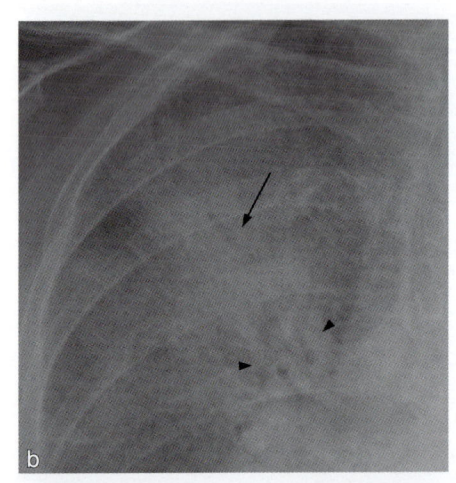

右上肺野の拡大像

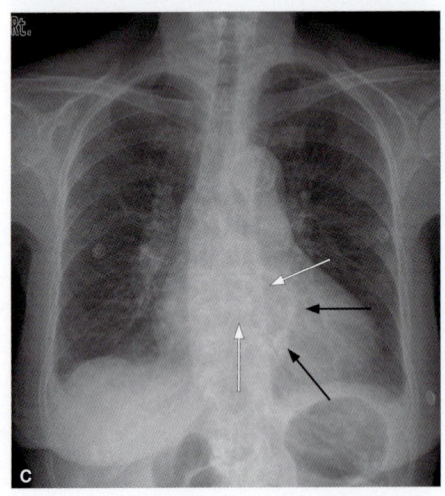

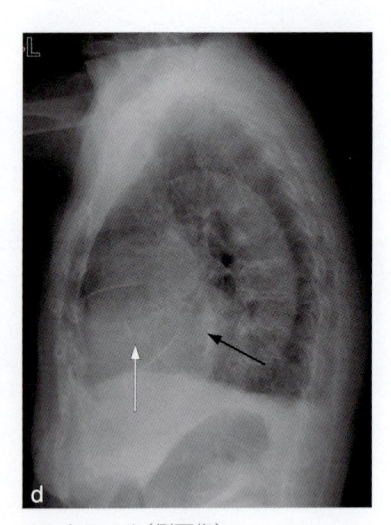

コントロール（正面像）　　コントロール（側面像）

心不全の改善後，肺門周囲の浸潤は消失，胸水も減少している（c）．心に重なって大動脈弁（白矢印）と僧帽弁の石灰化（黒矢印）が確認できる（c, d）．心エコーで重篤な大動脈閉鎖不全と著明な僧帽弁逆流が見られた．

Answer　心不全とそれに伴う肺胞性浮腫

症例 4　呼吸困難　70歳，男性

Question　臨床症状や臨床データの裏付けがないと実際の診断は難しいですが，かなり特徴的な所見が読みとれます．どのような所見かわかりますか？

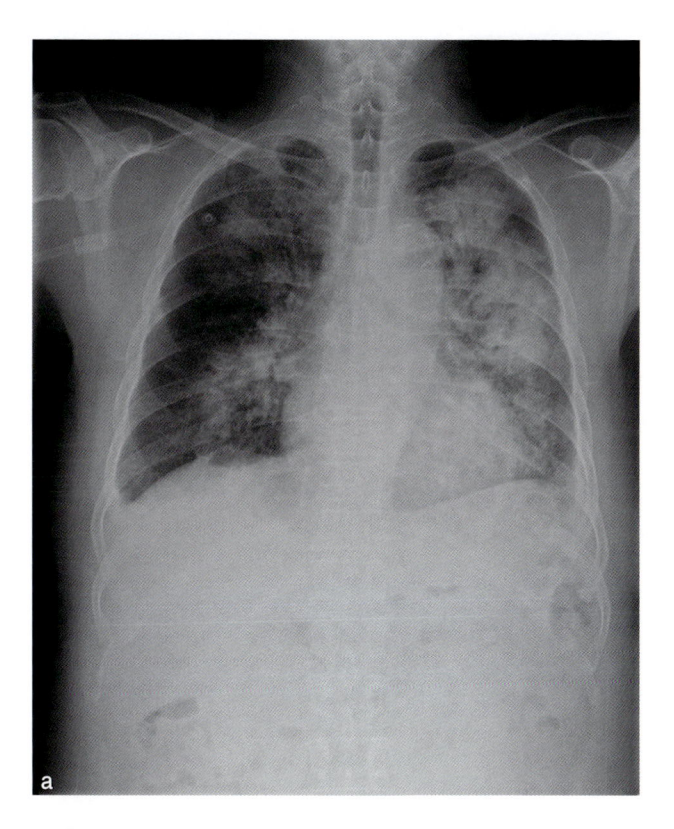

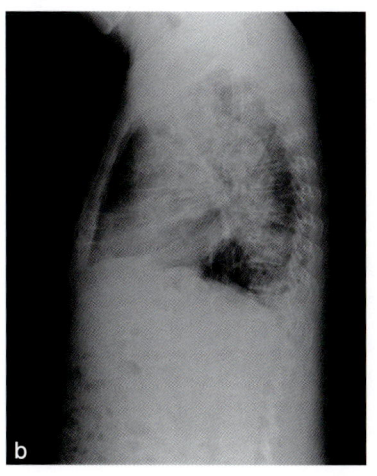

a

b

症例4　127

Explanation

　実は，腎不全の症例である．左右差はあるが，両肺にしっかりした濃い浸潤影が見える．胸水も両側に少量，心拡大は軽度．浸潤影は左優位で上肺野から中肺野の比較的肺門周囲の変化が強い．両肺の外側辺縁領域が spare されるのは重要な所見である．両肺の浸潤影は同じ画像的特徴を示す．通常の細菌性肺炎では胸膜直下の末梢肺は spare されることはない．いわゆる butterfly shadow である．急激に浸潤が出現していること，腎機能の悪化に伴ってみられ，典型的な uremic lung である(c, d)．

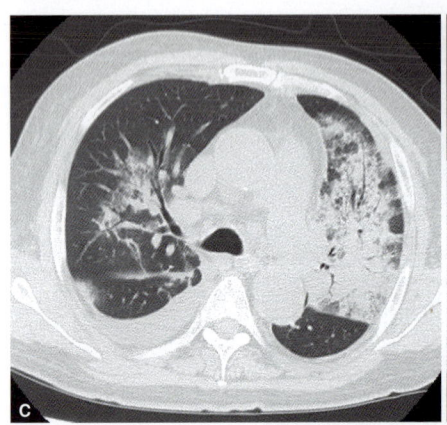

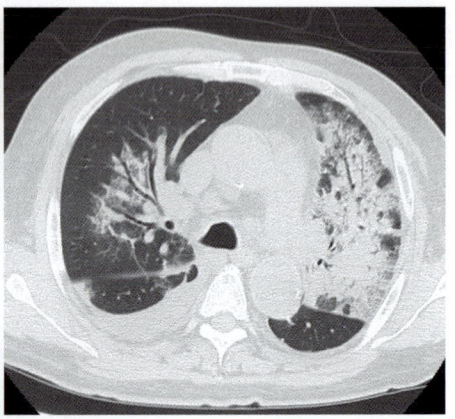

CT

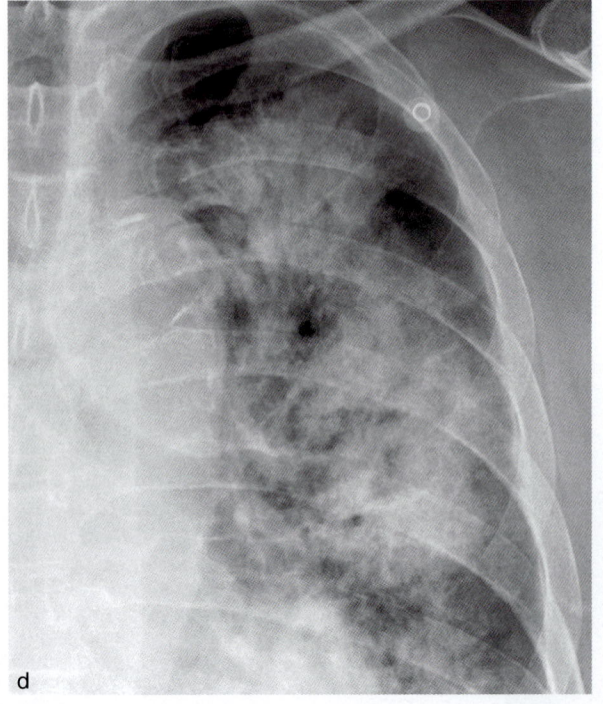

d 拡大像

Answer　uremic lung

症例5 息切れ 76歳，女性

Question 心臓の形と大きさについて評価してください．

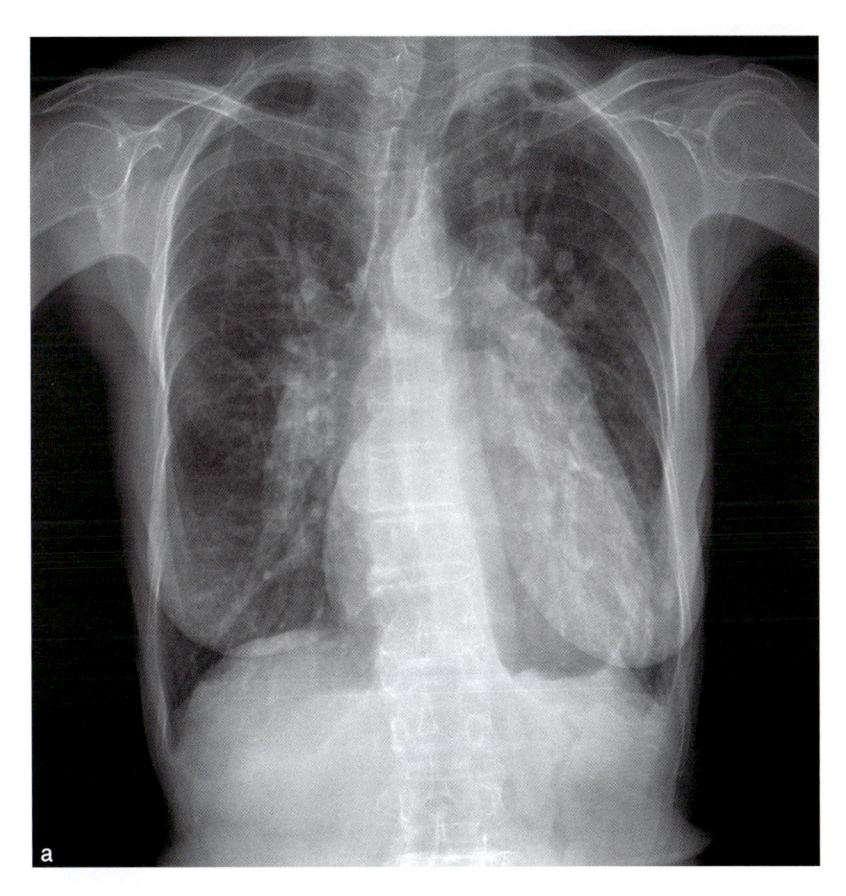

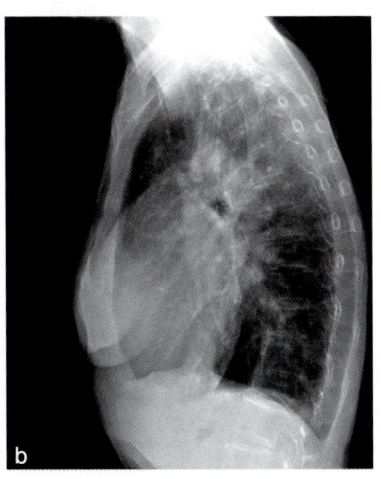

a

b

Explanation

　肺の膨らみは良好．心は両側に大きく，特に左心耳から肺動脈基部が著明な突出を示す．左右の主肺動脈は2倍近い太さで，末梢肺野でも肺動脈は太い．側面像では前側に心が大きく，右心系に負荷がかかっている．

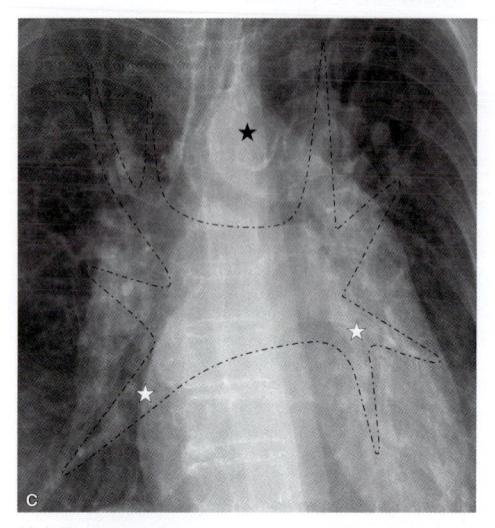

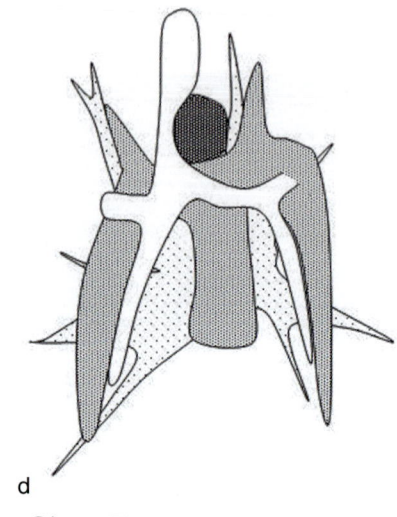

拡大像　　　　　　　　　　　　　　　c のシェーマ

　肺静脈の状態を見てみよう．下肺静脈の流入位置（☆）は肺動脈に比べると低いので，単純写真でも明瞭に区別できる（c）．肺静脈の走行から想定される左房はそれほど大きくないが，肺静脈そのものは肺動脈の拡張に相応するように一様に太くなっている（c 破線）．最も目立つ所見は，肺動脈，肺静脈の拡張が強いにもかかわらず，大動脈弓が小さいことである（★）．本例では左右の肺動脈がそれぞれ大動脈と同じくらいの太さであり，肺動脈の中を大動脈の倍の血液量が流れていることになる．つまり，肺の循環血液量だけが極端に増えていることになり，左右シャント以外には考えられないという結論になる．

Answer　心房中隔欠損による左右シャント

> **Key note** 肺静脈の解剖
>
> 　肺動脈は気管支に伴行するので，その走行は認識しやすいが，肺静脈は意識されないことが多い．肺動脈に比べ肺静脈は低い位置で縦隔に入り，両下葉で動脈に交叉するように走行する．

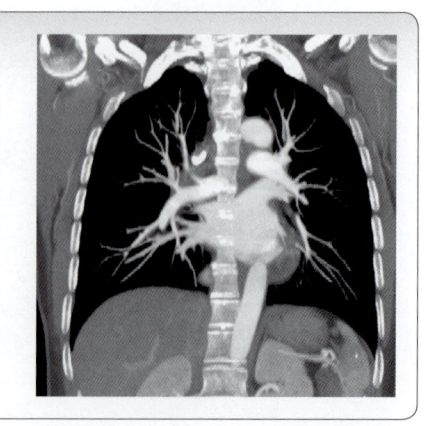

症例6 息切れ　61歳，女性

Question　右肺に容積減少があります．肺血管に注目してみましょう．

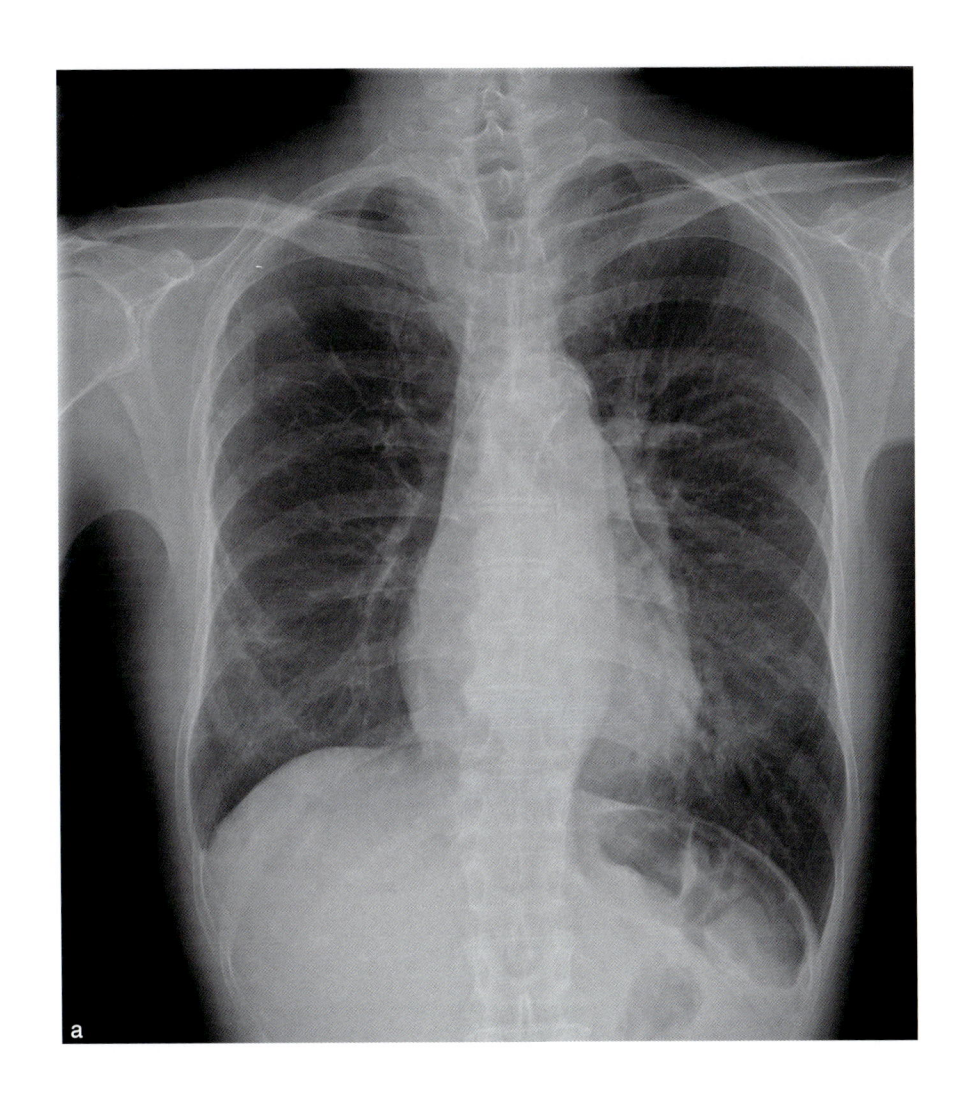

Explanation

　右の横隔膜はやや高い．本例では，左右の肺の大きさを比べると，右は左の 70％ くらいと小さい．右肺の透過性が亢進しているように見える．一般には透過性の低下した肺の容積が減少することが多いが，この場合は反対である．どこかの肺葉が無気肺になっているのかと見ると，右の上葉支や中間気管支幹はよく確認できるので，上葉あるいは下葉の無気肺ということはない．

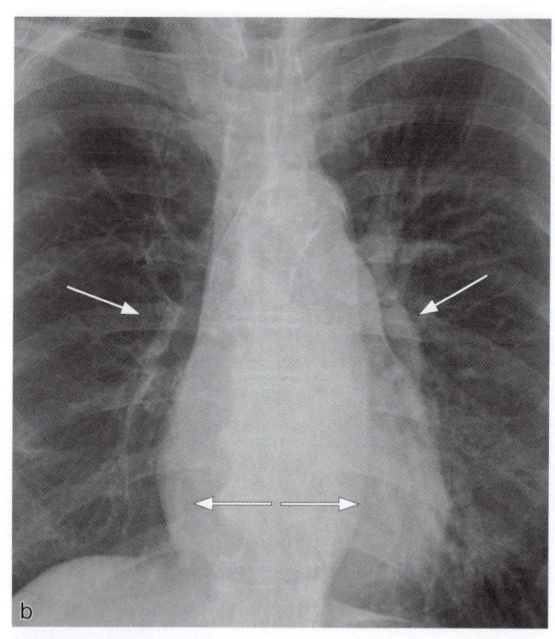

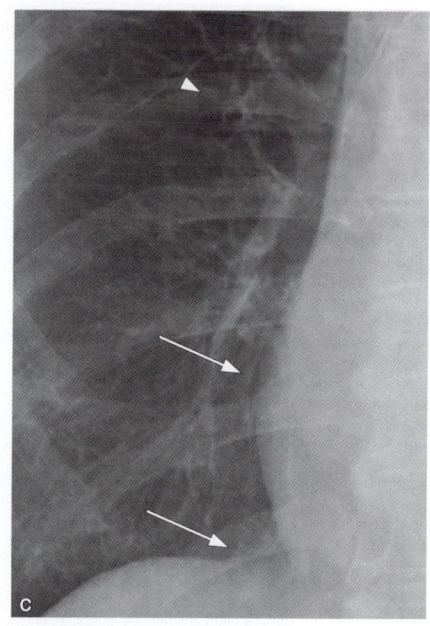

拡大像①

拡大像②

　右肺では肺血管が細く，太さは左の半分以下である．通常，下行肺動脈は中間気管支幹と同じ太さかそれよりやや太いが，ここでは半分しかない（b 矢印）．右上葉の A3b, B3b の並びを見ても，A3b は右では確認できないほどに細い（c 矢頭）（よく確認できる B3b の内側に A3b があるはずである）．心の裏側に入る肺静脈も左に比べて右は細い（c 矢印）．

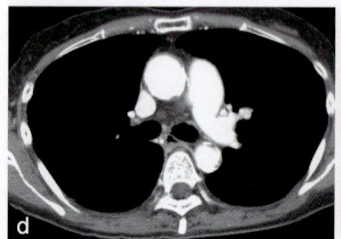

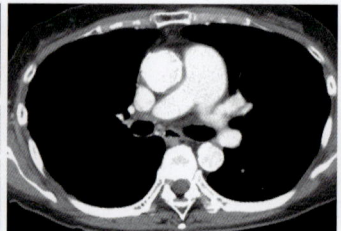

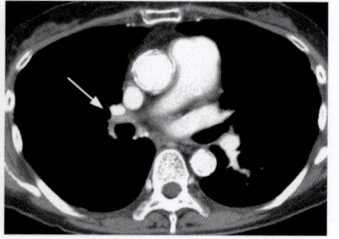

　造影 CT で，右の肺動脈は右主気管支のレベルで完全に閉塞している（d 矢印）．

Answer　高安動脈炎による右肺動脈の主幹部閉塞

症例 7 労作時呼吸困難 77歳，女性

Question　ルーチン検査として撮影された画像です．よく聞いてみると，労作時の呼吸困難があったらしい．血管の異常がわかりますか？

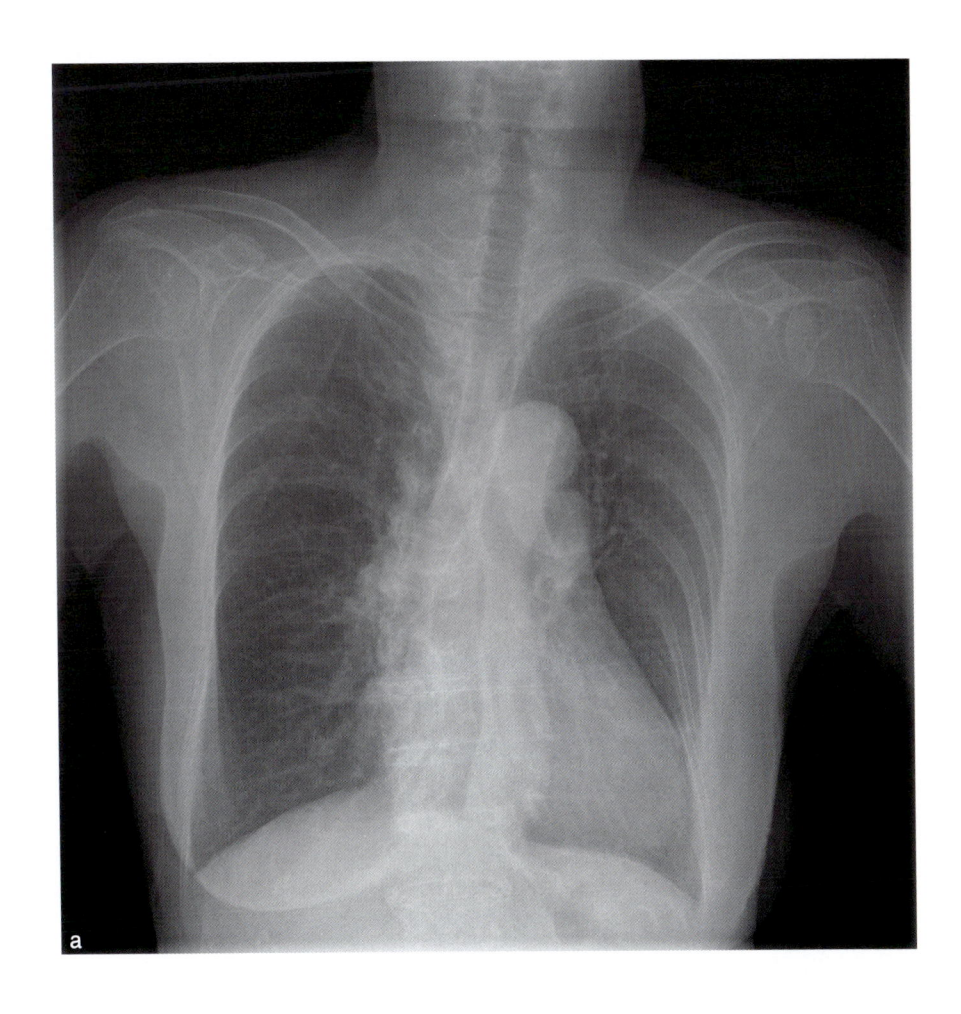

a

症例 7　133

Explanation

大事な所見を見落としそうな症例である．やや右前斜位で撮影されて，少し胸椎には側弯もある．それらが診断を難しくしている．全体像をみると，心は大きく，やや左に寄っている．左の肺は全体に小さめで，特に左の下肺野が小さい．両側の主気管支の位置に異常はないが，肺末梢の血管を見ると左下肺野で血管が極端に細い．左の下肺静脈は比較的よく見えているが，やはり細い．確かに左の肺動脈基部(b 矢印，c)は太いが，その先はほとんど追跡できない．

これらの所見は単純写真で十分評価できる所見である．

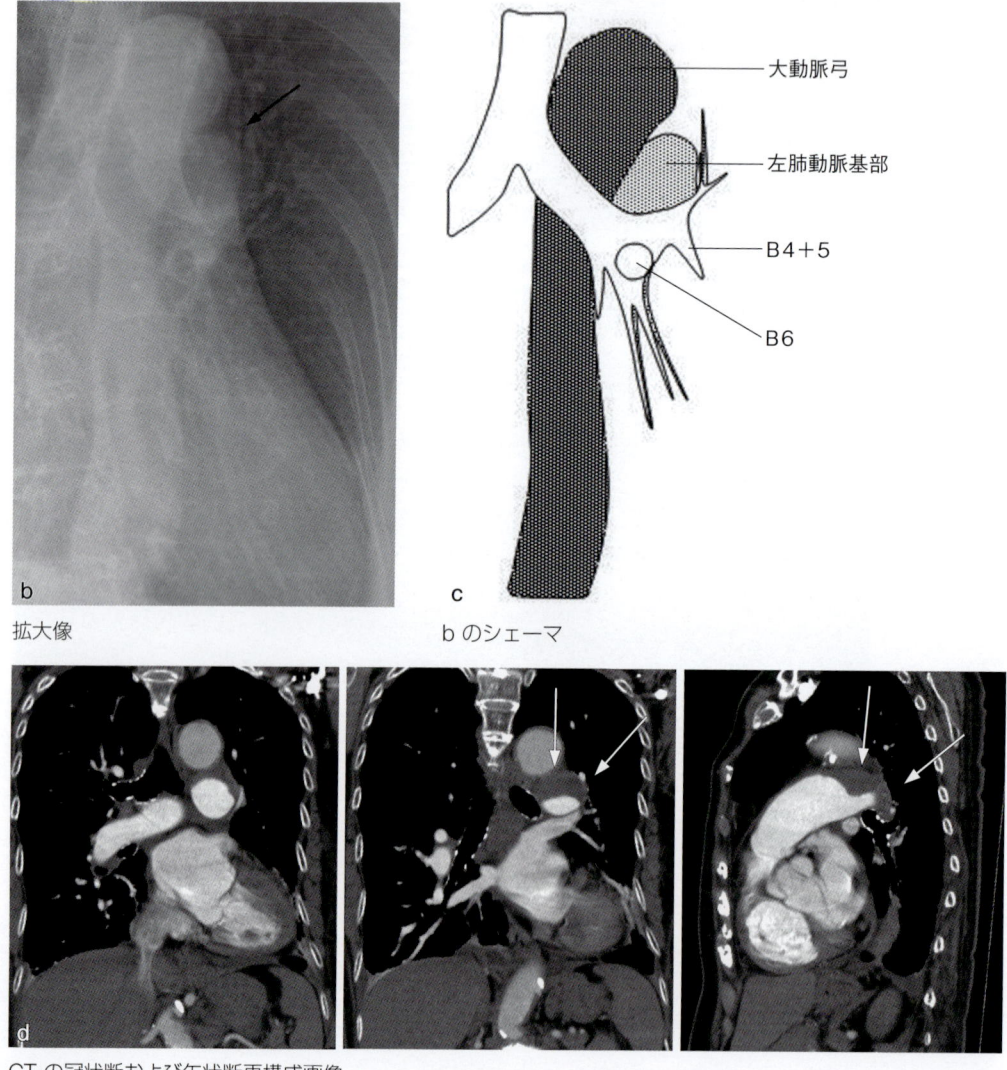

b 拡大像

c b のシェーマ
- 大動脈弓
- 左肺動脈基部
- B4+5
- B6

d CT の冠状断および矢状断再構成画像

CT により左の主肺動脈遠位の内腔が血栓によりほぼ閉塞している(d 矢印)ことが証明された．

Answer 慢性肺動脈塞栓症による左肺下葉の血流低下

症例8 高血圧 65歳，男性

Question 心臓の形をどのように評価しますか？

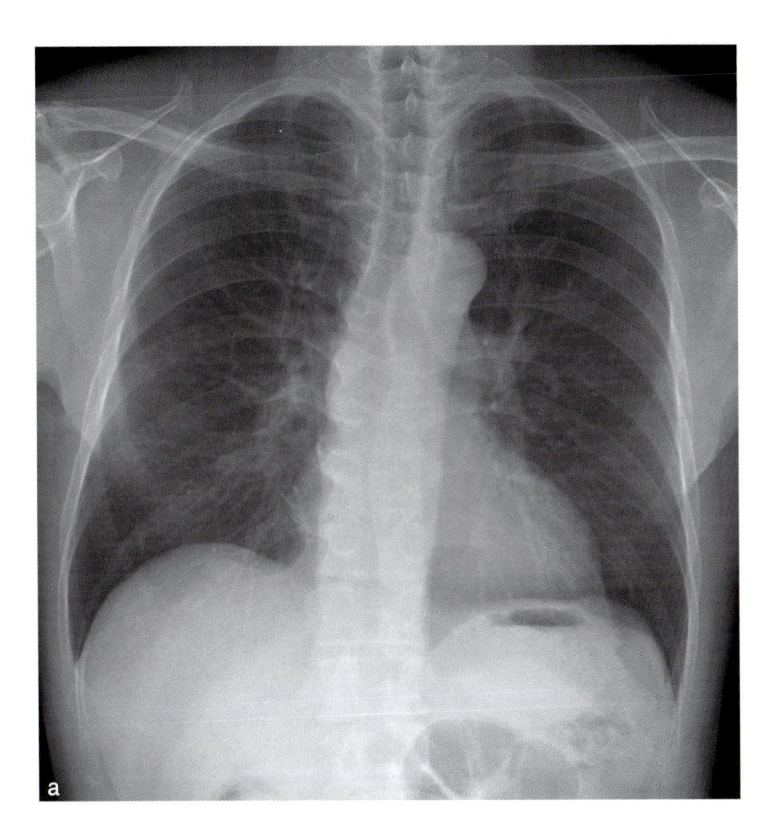

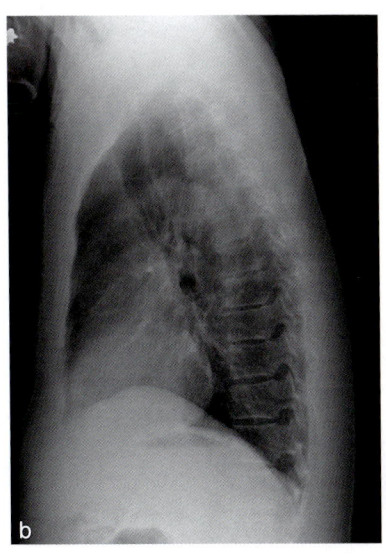

a

b

Explanation

右上肺野の中央に小さな結節状陰影と右の心輪郭がテント状に変形している．中葉の一部に無気肺や瘢痕性変化があるが，その他の肺には異常はないようである．心，大血管にも明らかな異常はない．

特に異常はないと判断しそうであるが，実は側面像（b）でちょっと気にするべきかもしれない．心がその存在感を示して前後方向に大きい（c 矢印）．正面の画像では想像できないほど後ろまで心が突出している（d）．

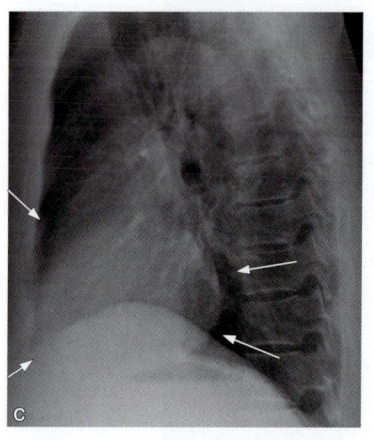

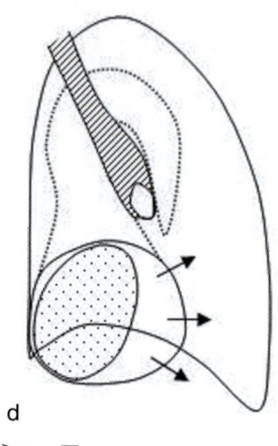

拡大像（側面）　　　　　　　　　シェーマ

正面では心尖部がちょっと持ち上がって，側面では心が丸い形で後方に大きい．これは左室拡大の典型的な所見である．また，心の大きさをCTRだけで評価することの危うさも教えてくれているのである．

Answer　高血圧性の左室拡大おそらく左室の肥大

Key note　心拡大と軸の回転

心臓は大動脈基部で固定されている．通常，左室は後方に向かって大きくなるが，さらに大きくなると左方向へ突出する．このとき，心軸の周りに時計まわり方向に回転する．CCW（counter-clock wise 下から見て反時計方向）である．右室の拡大では同様に前側から左方向へ突出して，CW（clock wise 時計方向）回転となる．
胸部単純写真では，左室拡大の場合は柳腰に心腰部が凹み，右室拡大では左心耳輪郭が外に張り出す．側面では左室拡大で後方に大きく，右室拡大で前方に大きくなる．

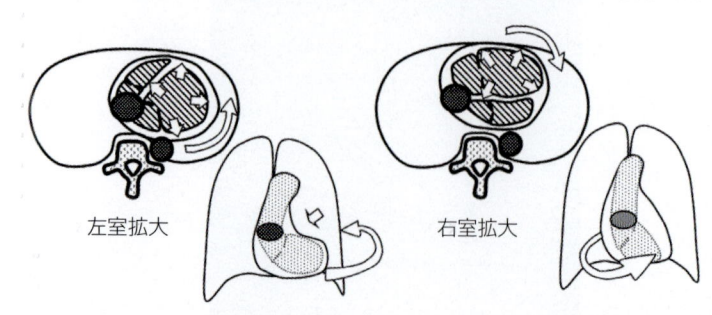

左室拡大　　　　　　　右室拡大

| 症例9 | **心雑音**　79歳，女性 |

Question　この心臓の形と大きさを見て気になる点があるでしょうか．
カギは左房です．

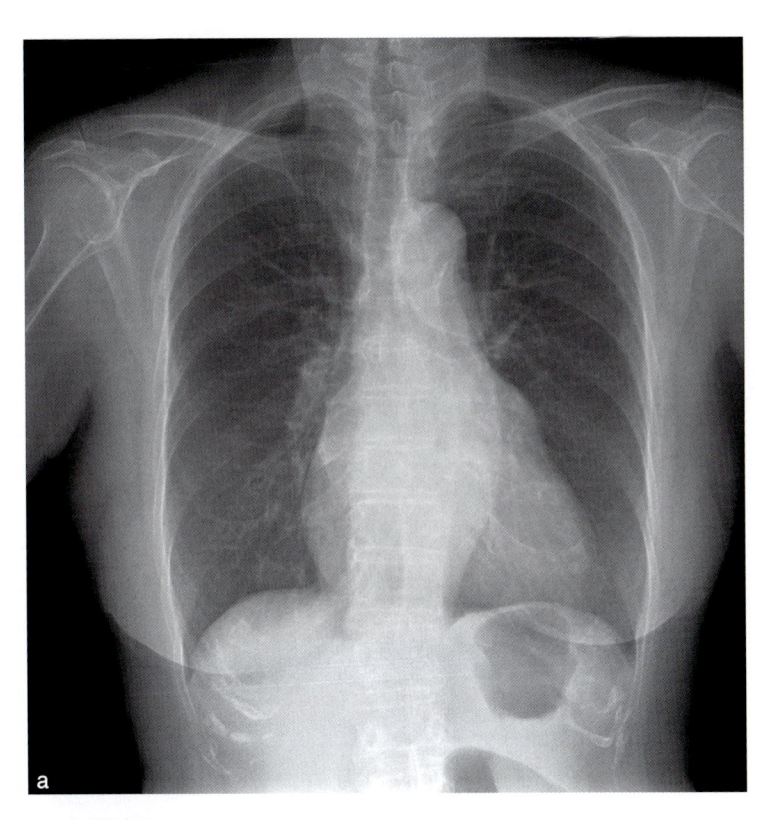

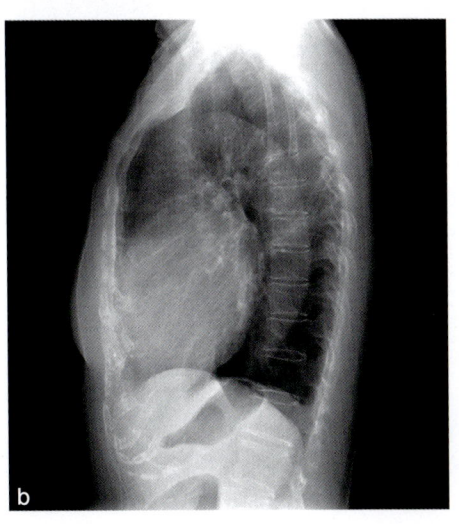

a

b

Explanation

　いわゆる心腰部が張り出している．つまり，左心耳外縁が膨隆（c 白矢印）して，左の主気管支はやや水平方向に押し上げられている．また，右の心輪郭が二重になっている（c 黒矢印）．右心陰影の二重輪郭と左主気管支の挙上は，左房拡大の教科書的な記載である．側面像で retrocardiac space 上部が突出するのも左房拡大の特徴である（b）．しかし，実は肺静脈の走行が認識できれば，これらの教科書的なサインは必要なくなる．それぞれの肺静脈を心の側にたどれば，自然と左房の形と大きさがわかるという次第である（d）．

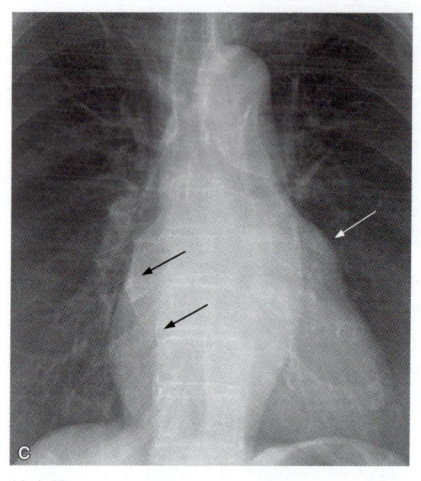

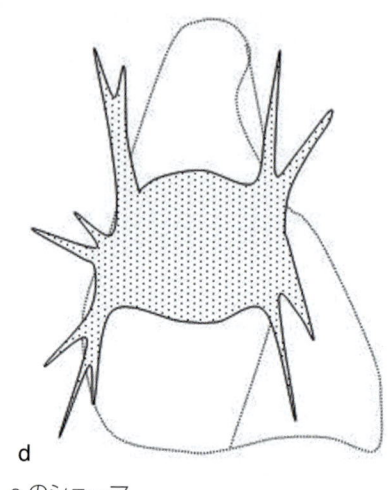

拡大像　　　　　　　　　　　　　　　　　c のシェーマ

Answer　（僧帽弁閉鎖不全による）左房拡大

> **Key note　左房の大きさの評価**
>
> 　肺静脈の走行からその流入部を結べば，左房は大きく外側に張り出していなくても，その大きさを推定できる．肺静脈は上中下の 3 本が集まって左房に入る．静脈の流入部は主肺動脈とは 5 cm 以上離れた尾側にあり，下肺静脈は下葉肺動脈の走行とは明確に区別できる（破線）．上肺野や下肺野の静脈の同定は容易でない．動脈と比べて分岐が少なく，その輪郭はのっぺりしている．

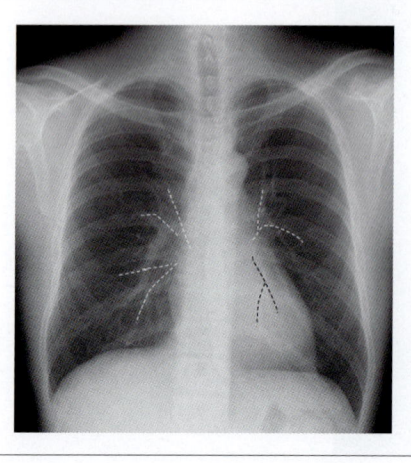

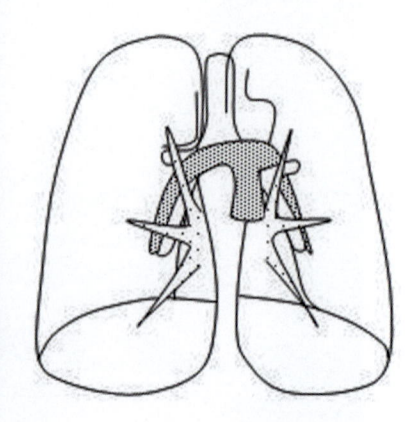

症例 10　高血圧，心房細動　72歳，男性

Question　この心臓と大血管を評価してみてください．大動脈も大事です．

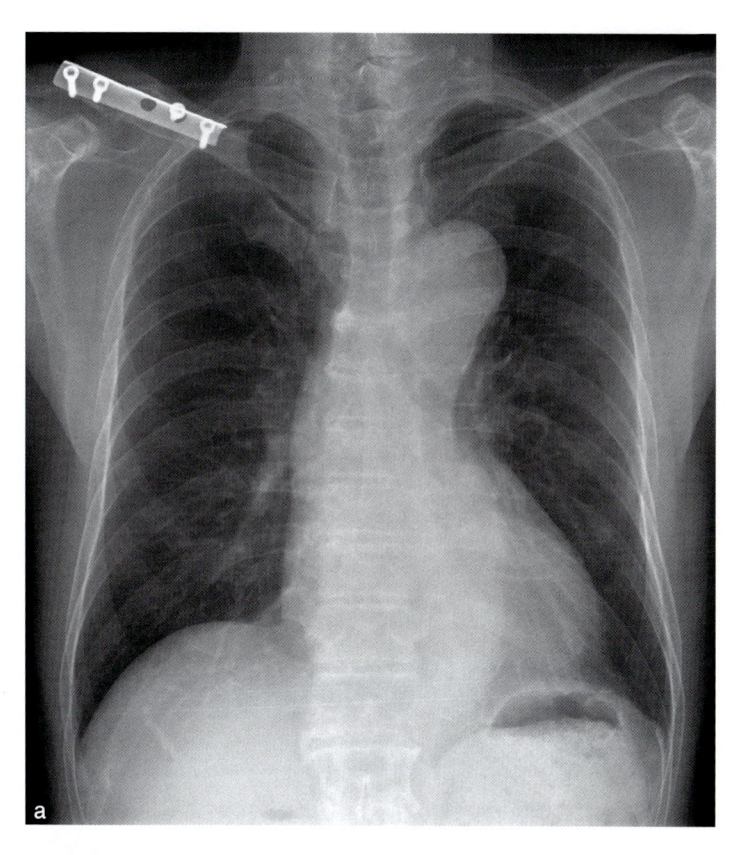

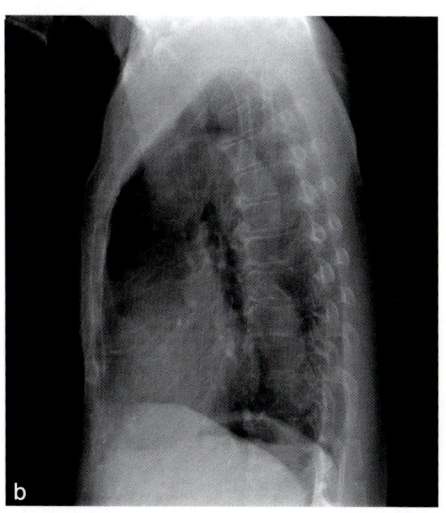

症例 10　139

Explanation

　右鎖骨が金属プレートで固定されている．左の下肺野にある7mmの結節は，右にも同じ変化があり，乳頭である．心は左右に大きい．側面を見ると前後方向ともに大きい．これは両心型の心拡大で，心房細動や心筋症などでよく見られる．大動脈弓は左上方に突出して太い．下行大動脈は側面で3の字形に蛇行し，またデコボコしている．

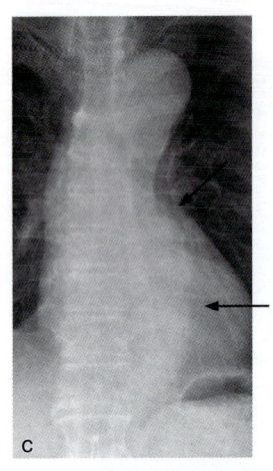

拡大像 c 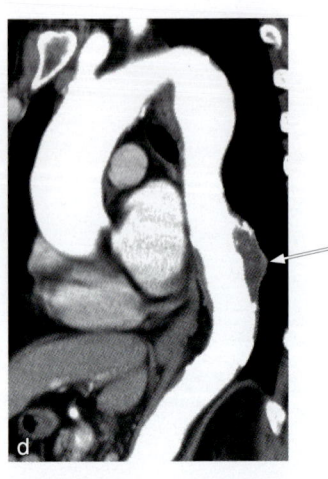　　　　　　　　CT d

　いわゆる大動脈の延長蛇行だけではなく，正面像での左辺縁の不連続な輪郭のデコボコは，胸部下行大動脈の瘤状の拡張を示している（c矢印）．もちろん大動脈の内腔の状態はわからないが，大動脈外壁の膨隆が押された肺の輪郭として描出されるのもすごい．斜め冠状断再構成の造影CTで大動脈の瘤状拡張と血栓形成が描出されている（d矢印）．

Answer　胸部下行大動脈の瘤状拡張

> **参考症例**　69歳，女性　大動脈の蛇行
>
> 　横隔膜上で大動脈は右方向に大きく突出して，下部は椎体の右側に突出している（白矢印）．大動脈瘤かと思いきや，これは単なる延長蛇行である．大動脈は右に屈曲しようとすると，椎体の前の狭いスペースに入り込むことになる．大動脈は通常，後方左に延長するが，右方向に突出すると，椎体の前側を横切って"く"の字形に屈曲する．このため，側面像で瘤状に見えるというわけである（黒矢印）． 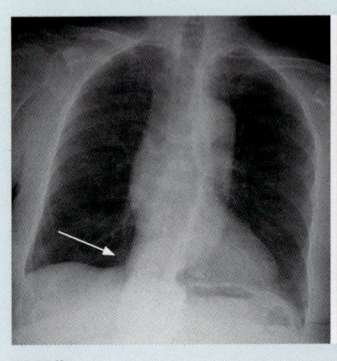
>
> 正面像 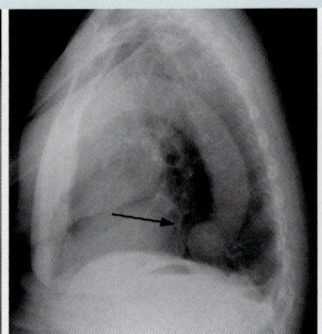　　　　　側面像 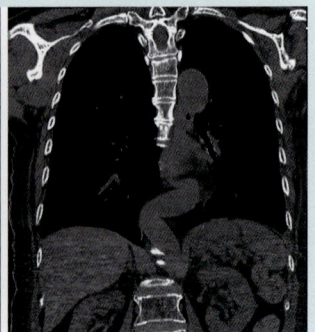　　　　　CT．冠状断再構成像

あとがき

　胸部の単純写真といえば，すぐ思い浮かぶのは鈴木　明先生（元　札幌医科大学教授）である．当時，国立がんセンターで早朝に行われたX線カンファランスはとにかく凄かった．暗くした部屋の一隅に据えられたシャウカステン（ドイツ語：der Schaukasten　英語：Viewbox）に正面像1枚あるいは正側2枚の写真が掲げられている．明先生の解説が始まる．たとえば，"右下肺野内側から肺門に向かう斜めに走るこの細い線はいったい何を見ているのか？"　ああでもない，こうでもないと画像診断の論理が展開される．やがて，室内に若手医師の熱気が満ちて，1時間がたちまち過ぎていく．驚くべきことにCTのない時代の出来事である．ほんのわずかな画像所見に執着し，鋭敏に反応した時代である．

　もうお一方は野辺地篤郎先生（元　聖路加国際病院）である．昔ながらの放射線科医の典型のような人で，ちょっとうるさいが，愛情いっぱいの恩師である．間質性肺疾患の日本の草分け的な存在でもある．レポート表現には漢語は使うな，大和ことばを使え，肺の線維化には肺の縮みが最も大事と教わった．

　びまん性汎気管支炎（diffuse panbronchilitis：DPB）の疾患概念の確立で知られる山中　晃先生（元　聖路加国際病院）にも時々呼ばれることがあった．地下の病理の部屋に行くと，横に複数並べたシャウカステンに20枚近い写真が旧い順に掛けてある．"ちょっと読影してよ！"と軽く命じられる．彼の病理診断には画像による経時変化が必須なのである．常に放射線科医のコメントを求め，サルコイドーシスか結核か，まる3日も悩んだりされる．小生が卒業して5年以内の出来事である．

　数年間のドイツでの臨床を終えて，思いもかけず筑波大学臨床医学系で教職の身分を得た．平の講師で胸部の画像診断の授業をもつことは叶わなかったので，2学期に医学部の5年生と6年生を相手に課外授業として胸部単純写真の勉強会を開いた．学生たちと胸部単純写真を大いに楽しんだ．盛況な会で，結局20年も続いた（写真）．学生のとんでもない質問に答えるうちに徐々に教える側も上達した．"いいテキストありませんか？"と学生に聞かれて，"おれがTEXTだ!!"と冗談混じりに答えるようになった．

　今回の胸部X線写真の企画は，医学書院で15年も前にすでに起案されたものである．8年前に古巣の聖路加国際病院に戻ってから本格的な教科書づくりの作業を再開した．かれこれ30年の時間が凝集していることになる．この間，構想を温かく保持していただいた青戸竜也氏の包容力と忍耐力に感謝である．現実に発刊までに至るには，新しい世代の阿野慎吾氏の勤勉努力が欠かせないのは言うまでもない．子育て奮闘中の菅　陽子氏の助言も多いに役立った．聖路加国際病

院の放射線科,技師,看護師の貢献,筑波大学の仲間,現在も非常勤で講義を担当させてもらっている東京女子医科大学,東京医科歯科大学の方々,および,多くの現在,あるいは,かつての学生であった方々と,はからずも画像を提供することになった無名の多くの方々にも感謝を捧げたいと思う.最後になったが,迷惑をかけ続けた小生のすでに亡くなった両親と,つくばの大事な家族にもこの機会に感謝したいと思う.

2013年10月

齋田　幸久

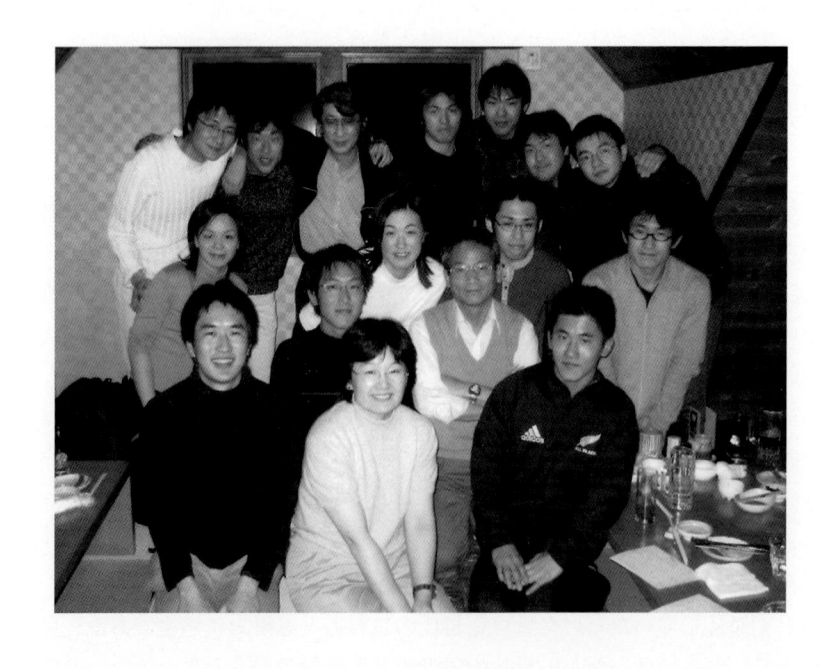

索引

和文

あ行

アスベストーシス 12

円形無気肺 96

横隔膜 15
横隔膜ヘルニア 16

か行

過剰分葉 46
過膨張肺 80
間質性陰影 39
間質性浮腫 124
含気 40

気管支 49
気管支アミロイドーシス 116
気管支炎 100
気管支内粘液貯留 102
気管支軟骨の石灰化 104
気管支閉鎖症 118
気管支壁肥厚 100
気胸 31
　——の原因 31
気縦隔 30
奇静脈 17, 18
奇静脈食道線 17
胸腔内甲状腺腫 114
胸水 13, 14, 34, 122
胸膜腔 30, 31, 34
胸膜脂肪腫 12
胸膜腫瘍 26
胸膜肥厚 7
緊張性気胸 31

誤嚥性肺炎 106
後接合線 20
骨島 25

さ行

左房拡大 138

左右シャント 130
細菌性肺炎 40
細葉 108

シルエットサイン 43
主葉間裂 45, 46
縦隔 30
縦隔気腫 30
上中葉間裂 45, 46
食道 27
食道内空気 27
食道裂孔ヘルニア 29
心拡大 136
心胸郭比 124
神経鞘腫 25
進行食道癌 28
腎不全 128

すりガラス状陰影 39
随伴陰影 6

正常肺 39
前接合線 20

臓側胸膜 34
側面像の見方 70

た行

多形性腺腫 80
大動脈
　——の蛇行 140
　——の瘤状拡張 140

中葉無気肺 94
陳旧性結核 84

透亮像 39
特発性間質性肺炎 82

な行

二次小葉 108
乳頭陰影 24

粘液栓形成, 気管支 102

濃縮陰影 40, 60

は行

肺 45
　——の大きさ 2
　——の外側下縁 13
　——の含気の減少 49
　——の小葉 108
　——の容積減少 49
　——の容積増減に与える因子 4
　——の輪郭 6, 21
　——の輪郭読影 21

肺間膜 92
肺気腫 78
肺区域 49
肺血管
　——の区域 48
　——の直線化 78
肺静脈 47, 130
肺靱帯 16
肺尖部 6, 38
肺尖部腺癌 10
肺底部 15, 38
肺動脈 47
肺胞性陰影 39
肺胞性浮腫 126
肺門周囲 38
肺門部 42
肺紋理 41
肺野 38
肺野濃度 41
肺葉 45, 49

びまん性汎細気管支炎 108
皮膚結節 25
被包化胸水 35
疲労骨折 102

ブロンコ体操 50
不完全分葉 46

壁側胸膜 34

傍気管線　18, 19
傍気管線条　18

ま行

右下葉内側辺縁　16

無気肺　88, 90, 92
　──の診断　88

や行

融合　40

容積　40
葉間胸水　34
葉間裂　45

ら行

輪郭, 肺の　6, 21
輪郭読影, 肺の　21

肋骨　6, 8
肋骨横隔膜角　17
肋骨骨折　11

欧　文

A

air bronchogram　56, 126
alveolar edema　126
alveolar shadow　39
apical lung　38
apical pleural cap　7
azygoesophageal line　17, 28, 106

B

basal lung　38
Bochdalek hernia　16
bronchial atresia　118
butterfly shadow　128

C

cervico-thoracic sign　19
coin lesion　25
combination shadow　6
consolidation　40, 60
costophrenic angle　13, 14, 17
CTR　124
cystic bronchiectasis　110

D, E

deep sulcus sign　32
diffuse panbronchiolitis（DPB）
　　　　　　　　　　　108
dyskinetic cilia syndrome　110

extrapleural sign　25, 26

I

immotile cilia syndrome　110
interlobar pleural fluid　34
interstitial shadow　39
intrathoracic goiter　114

K

Kartagener 症候群　110
Kerley B line　122, 124, 126

Kerley line　124

L

lung apex　38
lung base　38
lung field　38

M, N

major fissure　46
minor fissure
　　　45, 46, 56, 58, 72, 122
mucoid impaction　102

nipple shadows　24

P

Pancoast 腫瘍　9
paratracheal stripe　18
passive atelectasis　34
perihilar area　38
perihilar region　38
pleomorphic adenoma　80
pneumomediastinum　30
pneumothorax　31
posterior costophrenic angle　16
pulmonary ligament　92

R

radiolucency　39
rib diversion sign　86
rounded atelectasis　96

T

tension pneumothorax　31
tramline sign　100

U, V

uremic lung　128

vanishing tumor　34
vascular stretching　78
vessels attenuation　78